圖解中醫

養生篇

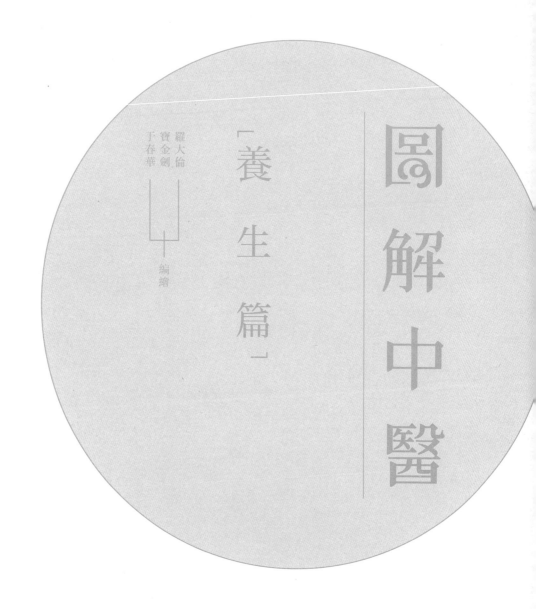

圖解中醫

「養生篇」

羅大倫
寶金劍
于春華

編繪

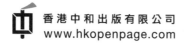

香港中和出版有限公司
www.hkopenpage.com

只為中醫太美

我之所以摯愛中醫文化，只因為它真的很美。

　　幾千年的中華傳統文化浸潤濡養著中醫這棵寶樹奇葩，無論是基礎理論，還是用藥治則，無不閃爍著哲學的思辨之美。作為中醫理論核心的整體觀，不僅將人看作一個整體來考量，還將人置身於浩瀚宇宙，看成是自然界中的一部分，追求人與自然的和諧。這正是道家"天人合一"思想的體現。熱者寒之、寒者熱之、虛者補之等治則，以藥性偏頗來糾正人體偏頗的原則，則展現了儒家智慧的光芒。五行的相生、相剋、相乘、相侮、對立、制約與依存，看似玄而又玄，但又無處不反映著樸素的真理。七情配伍，相使、相須、相惡、相殺，一方之中竟是排兵佈陣般的謹慎嚴密，大氣渾然，每一方不知包蘊了多少哲理。

　　大道至簡，至簡則美。中醫所蘊含的道理是深刻的，但表現形式卻極為簡單，其診斷、用藥都體現了至簡之美。老中醫看病，無須拍 X 光片，不用做 CT、磁共振及各種程序複雜的檢查，藉助醫者的感官和手指的感覺，通過望、聞、問、切就能查明病因，判斷病情。中醫用藥，雖然有很多繁複的藥方，但也有許多簡便有效的單方、偏方和代藥的食方，將藥物對人體的損害降到了最低。中醫將疾病和自然界緊密地結合在一起，很多藥物都是就地取材，隨手可得，一塊生薑、一綹香菜、一頭大蒜、一把食鹽，在中醫師的手中都可能是最有效的治病良藥。中醫已經將"簡"的妙處運用到了極致。

　　一藥一法盡得自然之美。傳統中醫取法自然，以事半功倍、至簡、至效和對人體傷害最小為最終的追求。同樣治病，中醫也許是一帖膏藥、幾次火罐、簡單的針灸就可以治癒，且不傷及人的根本。同樣用藥，中藥多來源於自然界的動植物，煎煎煮煮，很少化學合成，對人體的不良反應也大大降低。

中醫太美。這樣的瑰寶、國粹，應該推廣之，宣傳之，發揚之，讓更多的人了解中醫，喜歡中醫，應該是每一個中醫人的責任和使命。

看到羅兄贈我的"《圖解中醫》系列叢書"，我的耳目為之一新，彷彿看到了宣傳普及中醫的一片新天地。這套書的作者和策劃者們以普及中醫理念為己任，以弘揚中醫文化為目標，將傳統的中醫內容用最為輕鬆活潑的漫畫形式表現了出來，構思巧妙，匠心獨運。每一幅畫圖、每一段文字，都力求最簡省、最通俗地表達深奧繁複的中醫理論，讓讀者不必再咀嚼拗口的詞句，無須再琢磨難懂的話語，在興味和樂趣中感受中醫的真諦，獲得快樂的閱讀體驗。

我相信這套書能如其"後記"所言，讓您在閱讀之後，"一定會為中醫國粹的精湛神奇而感慨，一定會為古人的聰慧睿智而動容，為燦爛的中華文明而心生一分自豪之情"，從而"生發出對中醫的研究之心、探索之意"，甚至"能由此積極宣傳推廣中醫，讓更多的人來了解它，學習它，發掘它"。

梁冬

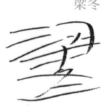

用圖解解讀中醫

五千年歲月流轉，積累了中醫的博大內涵。

五千年千錘百鍊，鑄就了中醫的完備體系。

五千年大浪淘沙，沉澱出中醫的精粹風華。

五千年風雨滄桑，古老的中醫曾經擔負著中華民族繁衍昌盛的大任，推動著華夏文明的車輪，轉動不息。

如今，隨著人們對健康的熱切追求，隨著中國文化影響力的不斷增強，古老的中醫，歷久彌新，正煥發出更加迷人的風采和勃勃生機。

然而，正因其古老，會有許多生澀的語言詞彙讓人難以理解；正因其古老，會有許多深刻的思想理論無法被人領悟。怎樣打破形式的束縛，突破理解的障礙，讓中醫為更多國人所接受，讓中醫國粹真正走出國門，走向世界，是中醫文化傳播者的當務之急。

深思熟慮之下，我們選擇了用鮮活生動的圖解來傳達中醫的精湛深邃，化深奧晦澀為淺顯易懂，變生硬解釋為生動演繹。同時，圖解的幽默元素，還會使讀者在感受中醫、學習中醫的餘韻之中，品味生活的歡愉和閱讀的樂趣。

這，就是我們奉獻給您的用圖解完美解讀中醫的圖書——《圖解中醫》系列叢書。

我們希望，這套叢書能為您敲開中醫的大門，能讓您有更大的熱情學習這門古老的文化。我們也希望，這套書能突破國家的界限，超越語言的阻障，跨越古今時空，飛越千山萬水，將古老而深邃的中醫文化撒播到每個人的心田。

編　者

目 錄

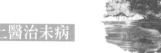

上醫治未病

中醫養生的基本觀念

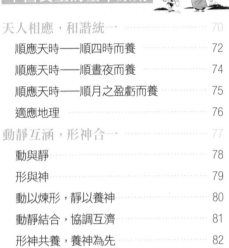

中醫養生的基本原則

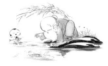

精神養生

起居養生

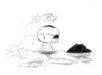

食藥養生

傳統運動養生

針灸養生

按摩養生

其他養生方法

因時養生的應用

因人養生的應用

按部位養生的應用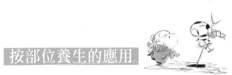

17

上醫治未病

相傳，古代的名醫扁鵲有兩位兄長，他們也是醫生。有一次，魏文侯問扁鵲，三兄弟中誰的醫術最高明。扁鵲說：「長兄醫術最好，二兄次之，我的醫術最差。」魏文侯問：「為甚麼他們都沒有多大名氣呢？」扁鵲說：「長兄治病，是在病情未發作之前就鏟除了病因，因此他的名氣無法傳出去。二兄治病，是治在病情初起時，人們以為他只能治輕微的小病，所以他也只能揚名鄉裡。我是在病人病情嚴重時治療的，針灸、刺血、內服、外敷，用盡各種手段救人性命，因此人們都以為我的醫術最高明。」這個故事可能是古人虛構附會的，但卻反映出中醫最核心的健康觀——「治未病」思想。正如《黃帝內經》所說，「上工治未病」。對待疾病應於其未起之時預防根除，待到沉痾難消、積重難返時再治，就如同渴而穿井，鬥而鑄錐，往往為時已晚。「治未病」主要有兩個方面的內容：一為未病先防，一為已病防變。幾千年來這一保健思想一直有效地指導了中醫的防治實踐。在目前生活節奏快、工作壓力大、亞健康者數量越來越多的情況下，重視治未病，科學運用中醫調攝養生，顯然具有重要意義。

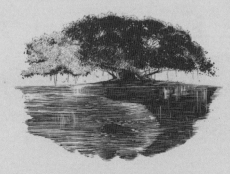

養生就是採取措施保養人的生命，提高生命質量，延長壽命的行為。具體來說，養生是人類為了自身更好地生存發展，根據人體生長衰老的量、質變化規律所進行的身心養護活動，應貫穿於出生前、出生後，病前、病後的全過程。

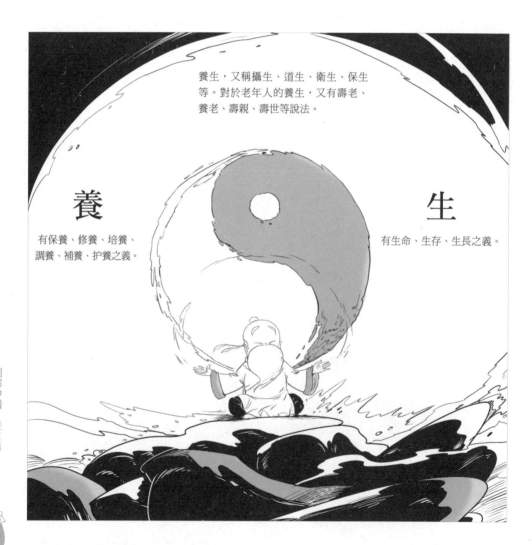

養生，又稱攝生、道生、衛生、保生等。對於老年人的養生，又有壽老、養老、壽親、壽世等說法。

養
有保養、修養、培養、調養、補養、护養之義。

生
有生命、生存、生長之義。

何為中醫養生學

中醫養生學是一門古老而又新興的中醫分支學科，它以中國古代的天文、地理、文化、歷史、哲學為深厚底蘊，以中醫理論為堅實基礎，集各地、各民族的養生智慧為一體，融匯道家、儒家、佛家及歷代養生家、醫學家的養生體驗和研究成果，形成了博大精深的理論體系。

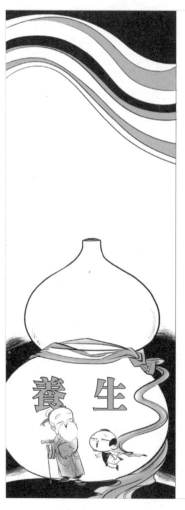

中醫養生學的特點

理論基礎——中醫理論

中醫養生將人與自然、人與社會及人體自身都視作一個整體，其理論來源於中醫整體觀。

中醫養生強調辨證施養，其理論來自於中醫診療的辨證施治。

中醫養生所強調的陰陽五行、臟腑經絡、氣血津液，均以中醫理論為基礎。

宗旨——和諧適度

和諧，主要體現在平衡陰陽之中。陰陽平衡是人體健康的基本標誌。

適度，體現在情志活動、飲食五味、體力、房事等方面的無太過，無不及。

核心——重在預防

中醫養生的核心是防止疾病的發生、演變和復發。

原則——綜合調攝

中醫養生的手段和方法豐富多樣，且簡、便、廉、驗，但在具體養生過程中，必須根據實際情況各取所需，對症施養，綜合調攝。

模式——適用廣泛

養生的目的是防病，因而其適應對象是所有未病者、患者或病癒者。

中醫養生學的歷史演進

中醫養生學發源於遠古，奠基於先秦時期，形成於秦漢時期，於魏晉隋唐時期取得極大充實，於宋金元時期得到進一步發展，在明清時期達到鼎盛。

遠古時期

食養、食治的起源

音樂、歌舞、體育養生的發端

吐納、導引、按摩術的出現

灸、炳*、熨之術的萌芽

砭石、石針的應用

先秦時期

《周易》

《莊子》

《管子》

《老子》

《論語》

《呂氏春秋》

秦漢時期

《黃帝內經》

張仲景、《傷寒雜病論》

華佗

劉安《淮南子》

董仲舒《春秋繁露》

王充《論衡》

《神農本草經》

《谷穀食氣篇》《導引圖》

《金匱要略》

*炳：古同"熬"，點燃、焚燒。中醫學指以火燒針來刺激體表穴位。

晉隋唐時期

宋金元時期

明清時期

張景岳《類經》《景岳全書》
趙獻可《醫貫》
朱震亨《格致餘論》
李杲《脾胃論》
張子和《儒門事親》
劉完素《元道論》
《飲膳正要》
陳直《養老奉親書》
針灸銅人
《本草衍義》　《八珍囊》　《本草衍義補遺》
《聖濟總錄》　《太平聖惠方》　《用藥法象》
孫思邈《千金要方》
孟詵《食療本草》
王燾《外臺秘要》
巢元方《諸病源候論》
達摩《易筋經》
佛教傳入
葛洪《抱朴子》

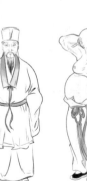
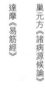
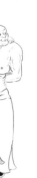
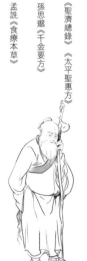

養生學發展史

遠古時期（萌芽）

夏代之前，人們在不斷與自然鬥爭，爭取更好生存條件的同時，也不斷積累著養生防病的知識，探索著祛病延年的方法。雖然這些養生之法出自本能，尚為原始，不能成為一種學說，但已經可以認作是中醫養生學的萌芽了。

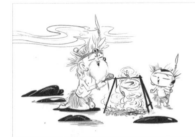

食養的萌芽

在覓食的過程中，人們偶然發現了有益於人體的食物，進而主動尋求，食養逐漸萌芽。

火被發現後，人們開始吃熟的食物，使得人體吸收營養和預防疾病的能力逐漸增強。

灸、焫、熨的萌芽

火的產生，促生了以火為工具的簡單養生療法，如灸、焫、熨。

保健鍛煉的萌芽

狩獵前後的祈禱和祝福之舞，逐步演變為舒筋活絡的舞蹈，進而演化為健身活動。

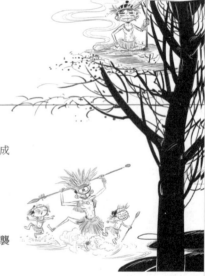

導引、吐納的萌芽

勞作之餘，或閉目靜養，或舒展肢體，或敲打按摩，由此形成導引、吐納的萌芽。

環境養生的萌芽

人們搭築巢穴，棲息在樹上，藉以躲避野獸和自然災害的襲擊，這可以說是環境養生的萌芽。

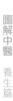

先秦時期（奠基）

先秦時期，隨著養生經驗和養生知識的進一步積累，人們在個人衛生、環境衛生、敬老養老、食養、食治等方面都有了長足的進步。諸子百家的論著中，包括了許多關於養生保健的精闢論述。這些都為中醫養生學的產生奠定了堅實的基礎。

養生知識與經驗

個人衛生　人們已養成洗臉、洗手、洗腳的習慣，並能定期洗浴。

環境衛生　清潔掃除已經成為人們的日常生活習慣。

道德行為　敬老、養老經驗豐富，並蔚然成風。

食養保健　商代的《湯液論》就是一部食療專著；周代，宮廷中已經有了專門的營養醫師；在《莊子》之前，導引行氣術已廣為流傳。

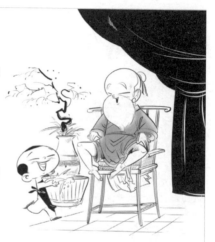

養生理論論述

易　家　《周易》主張著眼宇宙天地，立足人類自身，探求宇宙運動變化規律、生命奧秘，進而把握生命。這是中醫養生學理論的本源。

儒家學說　注重修身養性，養心與養形並重，精神統率形體，強調道德行為修養。

道家思想　從哲學角度闡述養生的意義和根本原則；提出精、氣、神的基本概念；倡導以靜為主的養生思想。道家直接為中醫養生理論的創立奠定基礎。

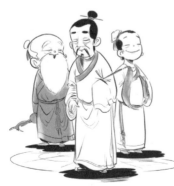

秦漢時期（形成）

秦漢時期，湧現出許多養生家和養生專論；儒、道、佛三家思想的融合對當時養生學術產生了巨大影響。《黃帝內經》的成書，標誌著中醫養生學已經在中醫理論的指導下蓬勃地發展起來。東漢名醫張仲景豐富和發展了中醫養生學理論。

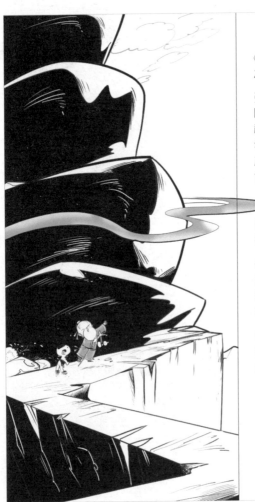

《黃帝內經》　是我國中醫養生理論形成的標誌之作。

張仲景　注重飲食與養生的關係；提倡順應四時、陰陽養生；反對追逐名利，倡導無私寡慾，調養精神；認為仁慈、富有愛心更能獲得長壽；主張通過活動、運動來防病治病；提出婦女經、帶、胎、產、更年期各階段的保養調攝方法。他所創製的多首方劑，都具有治病和養生的雙重效果。

華佗　主張積極進行體育鍛煉。根據古代導引術，創編了動形養生的《五禽戲》。

《淮南子》　糅合道、儒、法、陰陽五行等學說，主張以"靜"為核心，強調修養德性；提出過用生病的發病觀；強調環境、起居、飲食、七情與養生的關係。

《神農本草經》　重視補藥養生，把補身養命、養性補虛之藥列為上品，並標註"耐老""增年""不夭"字樣，以表示其補益強身、抗老防衰之功。

秦漢時期——《黃帝內經》

《黃帝內經》是我國現存最早的醫學典籍，以陰陽、五行、經絡、精神、氣血等為主要內容，從整體角度闡述了人體生理病理、診斷要領和防治原則。本書從諸子百家的養生思想匯總汲取了豐富的營養，並將其發揮。它的面世標誌著中醫養生學體系的形成。

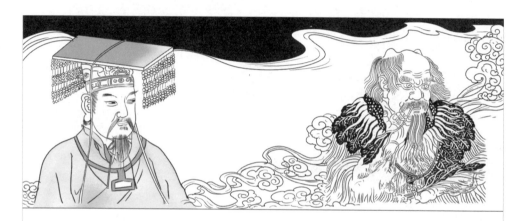

書　　　稱：黃帝內經

成書時期：戰國秦漢時期

地　　　位：中醫養生理論形成的標誌之作。

◎生命觀　　"精"是構成人體的原始物質，也是人體生命活動的原動力；陰陽二氣是生命之源。其對生命由發育、壯盛到衰老等各階段表現和生理特徵的論述，是我國醫學史上最早對人體生命週期的劃分。

◎天人觀　　認為生命活動與自然息息相關，天人相應。論述了日月星辰及生活環境對人體的影響。

◎形神觀　　指出人只有"形與神俱"才能"盡終其天年"；反之，死亡就是形神分離。

◎預防觀　　提出"治未病"的觀點，倡導"上工*治未病，不治已病"。

◎養生原則　　順應自然、協調陰陽、積精全神、疏通經絡。

◎養生方法　　調情志、慎起居、和五味、節房事、導引、針灸等。

*上工：指技術高明的醫生。

上醫治未病

27

魏晉隋唐時期（充實）

魏晉至隋唐時期，佛教、道教盛行，經過最初的紛爭，三教逐漸滲透、融合。這樣的局面影響了整個社會，並促進了醫家汲取各家之長，將其融入到養生理論之中。

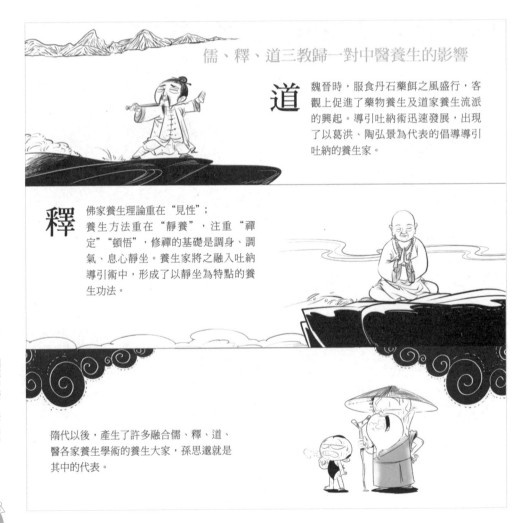

儒、釋、道三教歸一對中醫養生的影響

道　魏晉時，服食丹石藥餌之風盛行，客觀上促進了藥物養生及道家養生流派的興起。導引吐納術迅速發展，出現了以葛洪、陶弘景為代表的倡導導引吐納的養生家。

釋　佛家養生理論重在"見性"；養生方法重在"靜養"，注重"禪定""頓悟"，修禪的基礎是調身、調氣、息心靜坐。養生家將之融入吐納導引術中，形成了以靜坐為特點的養生功法。

隋代以後，產生了許多融合儒、釋、道、醫各家養生學術的養生大家，孫思邈就是其中的代表。

魏晉隋唐時期——《備急千金要方》

唐代醫家孫思邈在醫藥和養生實踐方面都做出了不朽貢獻，也是將儒、道、佛與醫融為一體的先驅。其著作《千金方》既是一部醫學巨著，也是一部集養生術之大成的力作。孫思邈之所以將其以"千金"命名，旨在強調生命重如千金，彰顯了養生學的根本宗旨。

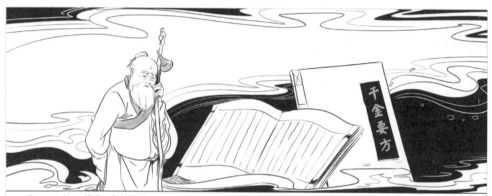

書　　　名：備急千金要方

作　　　者：孫思邈

地　　　位：綜合類醫學巨著，亦是一部集養生術之大成的力作

成書年代：唐朝

◎共 30 卷，132 門，載方 5300 餘首。

◎將《內經》"治未病"的觀點直接落實在養生之中。

◎將精神養生放在首位。總結前人經驗，結合自身體會，形成以道為最高信仰、以道德修養為基礎、以清靜無為為核心，並充分協調形神關係，注重眾術兼修的精神養生思想。

◎突出食養食療特色。注重飲食選擇和調理，將其視為加強營養、增強體質、提高防病能力的手段。這是中醫食療學獨立成為專門學科的標誌。

◎房中養生形成體系。書中論述了房中養生思想、技巧、衛生、方藥、防病等諸多方面的內容，自成體系，為後人研究"性學"奠定了基礎。

◎重視婦幼保健。書中首列"婦人方" 3 卷，又設"少小嬰孺方" 1 卷。

◎著力普及養生功法。向人們宣傳導引、吐納、按摩等養生法。

宋金元時期（發展）

宋代以後，朝野上下都十分重視養生，官修的醫學典籍中出現了大量養生食藥。金元時期的醫家和養生家根據陰陽五行等理論，對於藥物的性味功用進行了深入研究，使其既適用於疾病辨治，又有利於防病保健。

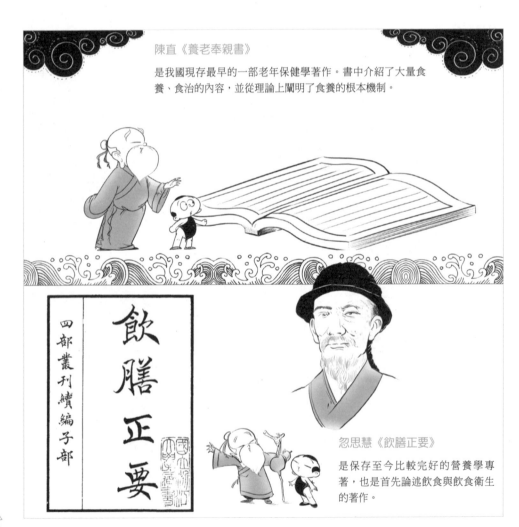

陳直《養老奉親書》

是我國現存最早的一部老年保健學著作。書中介紹了大量食養、食治的內容，並從理論上闡明了食養的根本機制。

忽思慧《飲膳正要》

是保存至今比較完好的營養學專著，也是首先論述飲食與飲食衛生的著作。

宋金元時期——《養老奉親書》

宋代陳直的《養老奉親書》是我國現存最早的一部老年保健學著作,問世後經元代鄒鉉續增 3 卷,更名為《壽親養老學新書》。該書標誌著中國老年醫學的正式誕生。

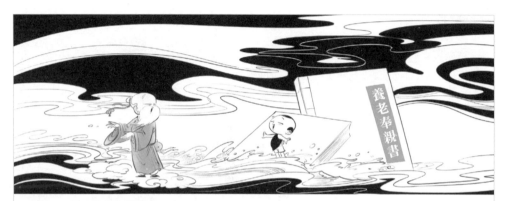

書　　名:養老奉親書

作　　者:陳直

地　　位:中國現存最早的一部老年保健學著作

成書年代:宋代

◎解析了老年人的生理變化。認為老年人五臟氣弱,真氣與精神耗竭,腸胃薄弱,消化力差,都與功能衰退有關。

◎注重精神調養。提出"七養"的精神調治原則,即養內氣、精氣、血氣、臟氣、肝氣、胃氣與心氣,以達到養全神的目的。

◎推崇飲食調治。提出飲食宜溫熱熟軟、少吃多餐等具體方法以促進消化。強調老年人患病應先通過食療來調治,無效則再用藥治療。

◎提倡四時順養。指出老年人應根據四時五臟之氣的盛衰來調節飲食,以此協調臟氣的平衡。

◎重視起居養護。老年人應注意衣著、起居、生活用具、出行等各方面宜忌。

◎治病用藥應適度。應當以溫平、順氣、促消化、補虛等中和的藥物來扶持保健。

上醫治未病

31

明清時期（鼎盛）

明清時期，養生學不但在理論上大有建樹，而且也愈加注重實踐和普及惠民。在此期間產生了許多著名的醫學養生家，養生學著作劇增，達到了鼎盛，刊行的養生類著作比之前 2200 多年所發行的總量還要多。

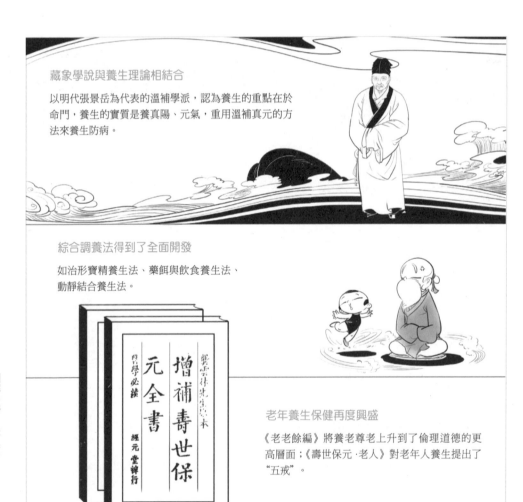

藏象學說與養生理論相結合

以明代張景岳為代表的溫補學派，認為養生的重點在於命門，養生的實質是養真陽、元氣，重用溫補真元的方法來養生防病。

綜合調養法得到了全面開發

如治形寶精養生法、藥餌與飲食養生法、動靜結合養生法。

老年養生保健再度興盛

《老老餘編》將養老尊老上升到了倫理道德的更高層面；《壽世保元·老人》對老年人養生提出了"五戒"。

明清時期──張景岳

張景岳，名介賓，字惠卿，號景岳，是明代傑出的醫學家，中醫溫補學派的代表人物，時人稱其為"仲景以後，千古一人"，其學術思想對後世影響很大。在中醫養生學方面，他將藏象學說與養生理論相結合，突出脾胃和生命的主題。著有《類書》和《景岳全書》。

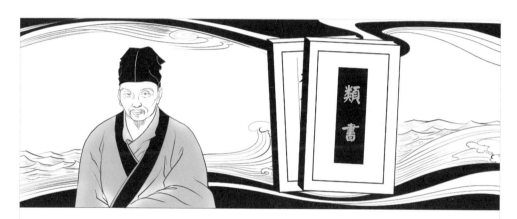

姓名：張景岳，名介賓，字惠卿，號景岳

朝代：明代

籍貫：明末會稽（今浙江紹興）

著作：《類書》《景岳全書》

地位：中醫溫補學派代表

◎闡述命門學說及其與脾胃的關係，以命門之氣為脾胃之母。認為養生的重點在於命門，養生的實質是養真陽、元氣，重用溫補真元的方法來養生防病。

◎將"養形"作為養生的首務。辯證地闡述了形（精血）與神、形與生命的關係，強調形為神與生命的物質基礎。"欲治形者，必以精血為先"，指出善養生者必先治形寶精。

中醫養生的基本觀念

中醫養生的魅力在於，它植根於中國古代天、地、生、文、史、哲的沃土，以中醫理論為堅實基礎，集各地、各民族人民的養生智慧，融匯道、儒、釋及歷代養生家、醫學家的養生體驗和研究成果，形成了博大精深的理論體系。在中醫養生學綿延數千年的發展長河中，逐漸積澱並形成了一些公認的養生學基本觀念，如生命觀、壽夭觀、健康觀、預防觀、和諧觀和權衡觀等。

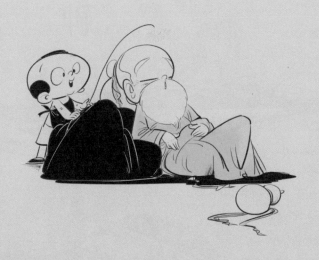

中醫養生學的生命觀是對生命存在性質、生命活動特點的基本認識和看法。中醫養生學從中醫整體觀出發,主張多方面、多角度看待生命和生命活動,充分認識生命的本源以及生、長、壯、老、已的規律,從而探討養生理論,進行養生實踐。生命觀包括生命的物質觀和生命的運動變化觀。

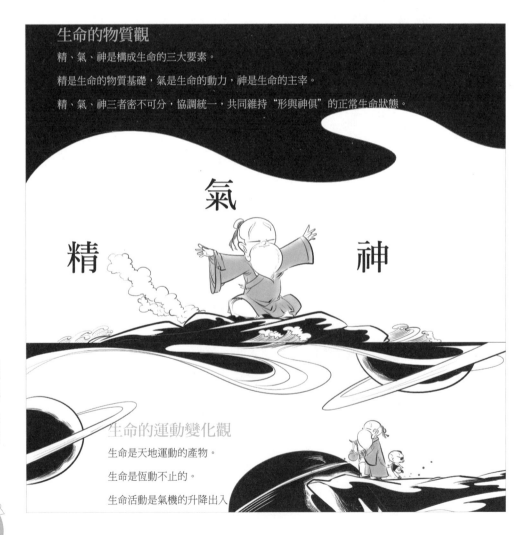

生命的物質觀

精、氣、神是構成生命的三大要素。

精是生命的物質基礎,氣是生命的動力,神是生命的主宰。

精、氣、神三者密不可分,協調統一,共同維持"形與神俱"的正常生命狀態。

氣

精　　神

生命的運動變化觀

生命是天地運動的產物。

生命是恆動不止的。

生命活動是氣機的升降出入

生命的物質觀──生命的物質基礎（精）

精，是構成生命個體的最基本物質，是人體生長發育及各種功能活動的物質基礎。根據來源，精可分為先天之精和後天之精。先天之精，秉受於父母，是生命形成的原始物質；後天之精，於出生後逐漸獲得，是生命持續的基礎物質。

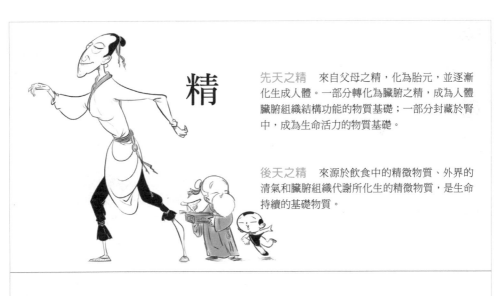

精

先天之精　來自父母之精，化為胎元，並逐漸化生成人體。一部分轉化為臟腑之精，成為人體臟腑組織結構功能的物質基礎；一部分封藏於腎中，成為生命活力的物質基礎。

後天之精　來源於飲食中的精微物質、外界的清氣和臟腑組織代謝所化生的精微物質，是生命持續的基礎物質。

人體內，先天之精與後天之精相互依存，為人體臟腑組織正常發揮功能提供物質基礎。

精，除了在功能活動中被部分消耗外，其餘的精成為臟腑之精。如果臟腑之精充盈，盈餘的精就下藏於腎，用來滋養封藏之精和化生生殖之精，隨著腎精的盛衰變化而產生了生、長、壯、老、已等各種生命變化。

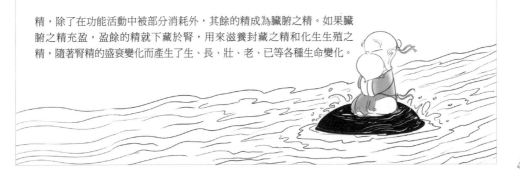

中醫養生的基本觀念

生命觀

生命的物質觀──生命活動的動力（氣）

氣，既是構成人體的基本物質，也是生命的動力，是一切生命活動的根本保證。人的生命是由天地間陰陽之氣的正常變化而產生的，而生命的延續既依賴於體內氣的生成和運行，又依賴於天地之氣對人體之氣的補充和調整。

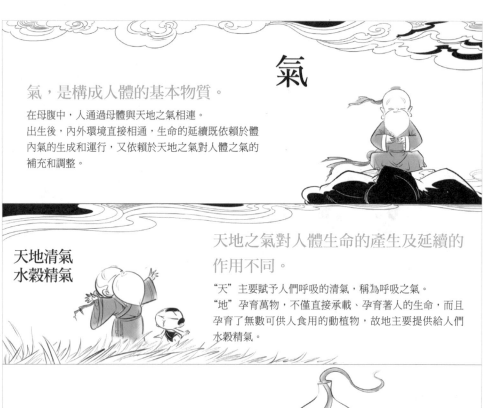

氣，是構成人體的基本物質。

在母腹中，人通過母體與天地之氣相連。
出生後，內外環境直接相通，生命的延續既依賴於體內氣的生成和運行，又依賴於天地之氣對人體之氣的補充和調整。

天地清氣
水穀精氣

天地之氣對人體生命的產生及延續的作用不同。

"天"主要賦予人們呼吸的清氣，稱為呼吸之氣。
"地"孕育萬物，不僅直接承載、孕育著人的生命，而且孕育了無數可供人食用的動植物，故地主要提供給人們水穀精氣。

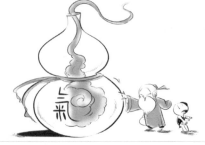

氣，是人體生命的動力。

人體生命力的強弱、生命的壽夭、元氣的盛衰存亡、新陳代謝的氣化過程、生命的現象，均本源於氣機的升降出入。

圖解中醫　養生篇

38

生命的物質觀——生命的主宰（神）

生命活動的正常進行，在內依靠神機的運行，在外則依靠四時氣候的變化。神機是主宰生命活動的機制，如果神消逝了，那麼生命活動也就停止了，因而中醫養生學認為神是生命的主宰。

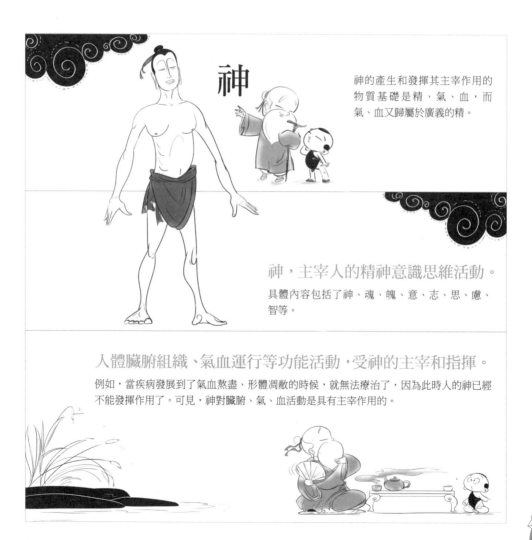

神

神的產生和發揮其主宰作用的物質基礎是精、氣、血，而氣、血又歸屬於廣義的精。

神，主宰人的精神意識思維活動。

具體內容包括了神、魂、魄、意、志、思、慮、智等。

人體臟腑組織、氣血運行等功能活動，受神的主宰和指揮。

例如，當疾病發展到了氣血熬盡、形體凋敝的時候，就無法療治了，因為此時人的神已經不能發揮作用了。可見，神對臟腑、氣、血活動是具有主宰作用的。

中醫養生的基本觀念

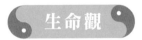
生命的物質觀——精、氣、神的關係

在人的生命過程中，精、氣、神是組成生命的三種基本物質，它們密切聯繫，不可分割。精充、氣足、神旺是生命充滿活力的根本保證。

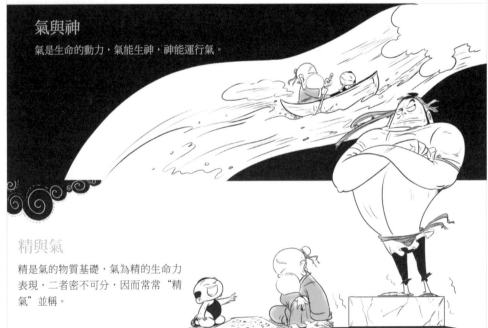

精與神

神來自於先天之精，又依賴於後天之精的滋養。

精能產生神，神能統攝精。精足則身體康健，身體康健則神更旺盛。反之，精衰則形弱，形弱則神疲。

氣與神

氣是生命的動力，氣能生神，神能運行氣。

精與氣

精是氣的物質基礎，氣為精的生命力表現，二者密不可分，因而常常"精氣"並稱。

生命的運動變化觀 1

中醫養生學認為，生命由自然界的天地之氣相合而成，是天地運動的產物。
天地是事物生化的基礎，天地之氣是生化宇宙萬物的根本。

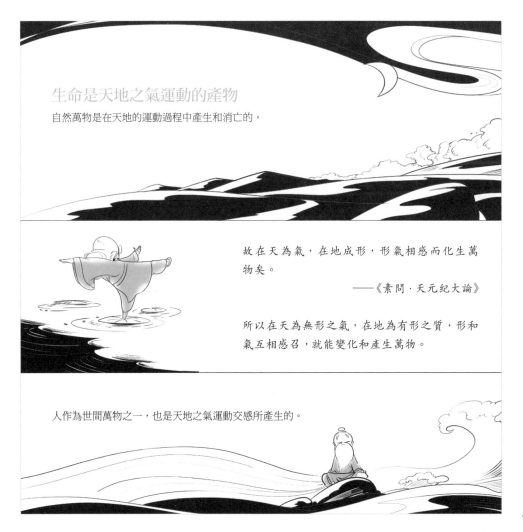

生命是天地之氣運動的產物

自然萬物是在天地的運動過程中產生和消亡的。

故在天為氣，在地成形，形氣相感而化生萬
物矣。

——《素問・天元紀大論》

所以在天為無形之氣，在地為有形之質，形和
氣互相感召，就能變化和產生萬物。

人作為世間萬物之一，也是天地之氣運動交感所產生的。

中醫養生的基本觀念

生命的運動變化觀 2

中醫學認為，生命從產生開始，就一直處於運動變化中，並持續整個生命歷程。生命運動的實質是精、氣、神的運動，三者相互作用，貫穿於人的一生，一旦運動停止就意味著生命的結束。

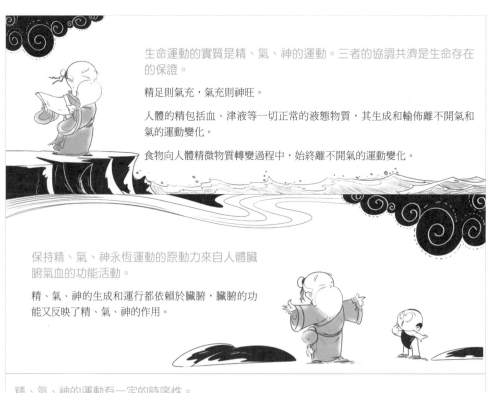

生命運動的實質是精、氣、神的運動。三者的協調共濟是生命存在的保證。

精足則氣充，氣充則神旺。

人體的精包括血、津液等一切正常的液態物質，其生成和輸佈離不開氣和氣的運動變化。

食物向人體精微物質轉變過程中，始終離不開氣的運動變化。

保持精、氣、神永恆運動的原動力來自人體臟腑氣血的功能活動。

精、氣、神的生成和運行都依賴於臟腑，臟腑的功能又反映了精、氣、神的作用。

精、氣、神的運動有一定的時序性。

人感應外界天時，所以人的生命活動會隨著天時的變化而具有相應的節律變化。

人的生命活動根源於精，受氣推動，反映於神，所以人體生命活動的節律也反映了精、氣、神的運動規律，如日節律、月節律、季節律、年節律等。掌握節律益於養生。

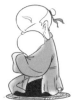

生命的運動變化觀 3

人體生命活動是以天地之氣的聚、散、離、合為基礎，具有升降出入等運動形式的氣化運動過程。人體就是一個不斷發生著升降出入氣化運動的機體。

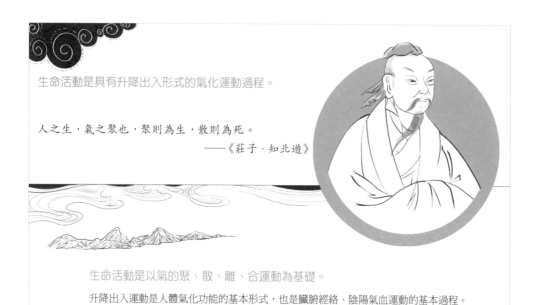

生命活動是具有升降出入形式的氣化運動過程。

人之生，氣之聚也，聚則為生，散則為死。

——《莊子·知北遊》

生命活動是以氣的聚、散、離、合運動為基礎。

升降出入運動是人體氣化功能的基本形式，也是臟腑經絡、陰陽氣血運動的基本過程。

在生理上，人體臟腑經絡的功能活動無不依賴於氣機的升降出入，如肺的宣發與肅降，脾的升清，胃的降濁，心、腎的水火相濟，都是氣機出入運動的具體體現。

在疾病預防方面，人體氣機的升降正常，是抗御邪氣侵犯、避免疾病的根本。

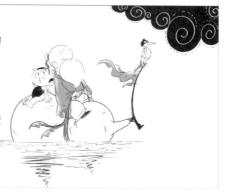

生、長、壯、老、已是生命過程的自然規律，是人體生長發育中一系列不可逆轉的量變和質變過程。中醫養生的宗旨，不是追求"長生不老"，而是正確探索壽夭衰老的原因、過程與機制，採取措施來卻病益壽，盡享天年。

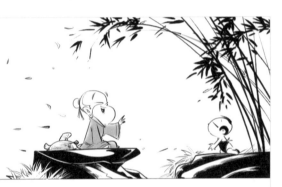

天年

天年，是天賦的年壽，即沒有災病所達到的自然壽命。

古人認為"上壽百二十年，中壽百歲，下壽八十"。

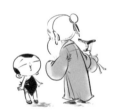

壽

能盡享天年，自然衰老而死，稱為"壽"。

夭

不到"天年"，早衰而死，稱為"夭"。

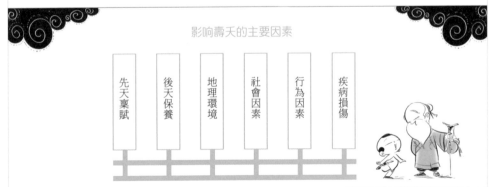

影响壽夭的主要因素

| 先天稟賦 | 後天保養 | 地理環境 | 社會因素 | 行為因素 | 疾病損傷 |

影响壽夭的主要因素

影響壽夭的主要因素有先天稟賦、後天保養、地理環境、社會因素、行為因素、疾病損傷等方面的內容。

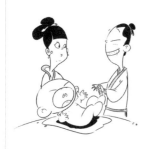

先天稟賦 *

父母體質的強弱、父母媾精時精血充盛與否，是影響下一代壽限的決定因素。

後天保養

先天稟賦不佳的人，可以通過後天的保養來彌補先天不足，達到長壽的目的。

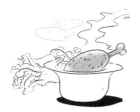

地理環境

古人認為，我國西北高原地帶，氣候寒冷，元氣不易損耗，所以多壽；東南地區，氣候炎熱，元氣容易發泄，所以多夭。

社會環境

不同社會環境下形成不同的生活方式和人際關係，以及不同的慾望追求和心態，這些是產生疾病與壽夭區別的直接原因。

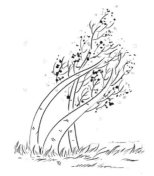

行為因素

行為因素包括個人在飲食、起居、勞逸、嗜好、慾望等方面的行為方式。行為適度則有利於健康，否則有損健康，甚至導致夭亡。

疾病損傷

疾病促使衰老，衰老誘發疾病。時代不同引起夭亡的主要疾病不同，古代以傷寒、瘟疫為主，現代則是以一些慢性疾病為主。

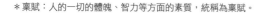

* 稟賦：人的一切的體魄、智力等方面的素質，統稱為稟賦。

健康觀

健康觀是指人們對健康的認識。傳統中醫養生學認為，應該從形體、心理、道德、社會四個方面考量健康。健康狀態的標準是"形與神俱"。擁有正確的健康觀是從事一切養生活動的基礎。

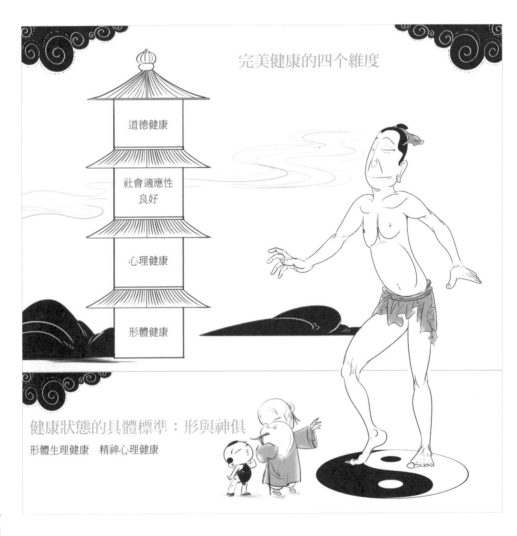

完美健康的四个維度

道德健康

社會適應性良好

心理健康

形體健康

健康狀態的具體標準：形與神俱

形體生理健康　精神心理健康

中醫的四維健康觀

傳統中醫養生學認為，應該從形體、心理、道德、社會四個方面考量健康，指出頤養之道包括養形、養性、養德、和諧環境、和諧社會等多方面因素，完美的健康狀態是自然環境好，社會保障有力，人的體質良好，心理正常，道德美好。

底層基礎：形體健康

健康的人，應是陰陽調和、陰平陽秘的。機體功能正常且穩定、有序、協調。臟腑、經絡、官竅、氣、血、精、津、液等發育良好，功能正常，體質健壯，精力充沛，具有良好勞動效能。

第二層維度：心理健康

精神心理應保持整體和諧的健康狀態。各種情緒皆要適度，以免過激的情緒導致疾病發生。慾望應該適度，而不應為物慾所累，保持"恬淡虛無"則能使體內氣機和調暢達。

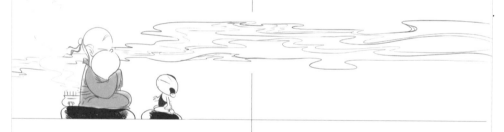

第三層維度：社會適應性良好

個人在適應社會環境的過程中，應充分發展身心潛能，發揮最高能力，並獲得滿足感，保持情緒穩定、感覺愉快的良好狀態。保持精神行為與社會環境的和諧愉悅。與人交往態度謙遜，誠善待人，寬和待人，以平和的心態融入紛繁複雜的社會環境中。

最高層維度：道德修養

道德高尚的人自然能保持正常的心理，有益於健康長壽。人處於社會中，能自覺自願地按社會道德標準來規範自身，從而使日常衣食住行及精神合理適度，進而養生。

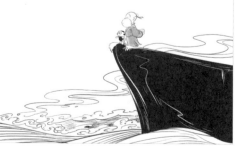

形與神俱的健康標準 1

前面所述的四維健康狀態是理想化的，真正獲得此類健康的人少之又少。在實際生活中，中醫養生學將健康狀態概括為"形與神俱"，並提出了形體生理健康和精神心理健康的具體標準。

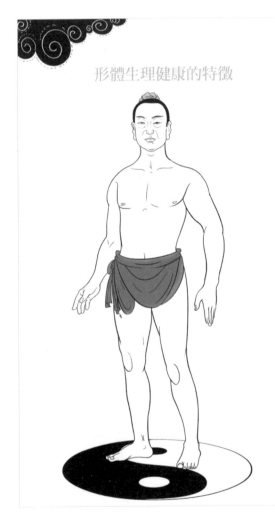

形體生理健康的特徵

眼睛有神

呼吸微徐

二便暢通

脈象緩勻

形體壯實

面色紅潤

牙齒堅固

雙耳聰敏

腰腿靈便

鬚髮潤澤

聲音洪亮

食慾正常

眼睛是五臟六腑精氣匯集之地，眼睛是否有神反映了臟腑的盛衰。雙目炯炯有神是一個人最明顯的健康表現。

呼吸從容不迫，不疾不徐，表明肺、腎功能良好。

大便的正常排泄表明臟腑功能正常，排便是臟腑糟粕排泄的必然途徑；小便是排除水液糟粕的主要途徑，與肺、腎、膀胱等臟腑的關係極為密切。

氣血在脈道內運行，脈象正常與否反映出氣血的運行情況。健康的脈象應從容和緩，不疾不徐。

皮膚潤澤，肌腠致密，體格壯實，不肥胖，也不過瘦。

面色是五臟氣血的外在表現。面色紅潤是五臟氣血旺盛的表現。

齒是骨骼的延伸。腎主骨，且腎為先天之本，所以牙齒堅固是先天之氣旺盛的表現。一副好牙有利於消化水穀精氣。

腎開竅於耳，聽力聰敏說明腎氣旺盛。耳的功能發揮還與其他臟腑經絡密切關聯，能反映全身臟腑經絡功能的狀況，也是健康長壽的重要生理特徵。

肝主筋，腎主骨。腰為腎之腑，四肢關節之筋皆賴肝血滋養。腰腿靈便，步履從容，表明肝腎功能良好。

髮為血之餘，髮的生長與血關係密切。髮要靠腎臟精氣來充養。鬚髮烏黑潤澤是健康年輕的特徵。

聲由氣發，聲音洪亮反映肺的功能良好。

"有胃氣則生，無胃氣則死"，飲食的多少直接關係到脾胃的盛衰。

形與神俱的健康標準 2

精神心理健康主要體現在精神狀態、記憶力、心態、適應性和道德修養等方面。

精神心理健康的特征

精神愉悅

經常保持適度的愉悅狀態，有利於經絡氣血的暢通和臟腑功能的發揮，是健康的重要標誌。

記憶良好

腎藏精，精生髓，腦則為髓海。髓海充盛，則精力充沛，記憶力良好；腎氣虛衰，不能化精為髓，則記憶力減退。

心態平和

情志內傷是導致疾病的重要因素之一。健康的人應保持穩定平和的情緒和寧靜的心神，能夠專注、理智地行事而避免後悔、憤怒等不良情緒。

適應良好

善於自我調節情緒，涵養性格，根據環境的變化而自我調整，適應能力良好。

道德高尚

能按社會準則規範自身行為，並擁有對人類的深度認同、同情和熱愛，肯於真誠地幫助他人，區分手段與目的、善與惡，做有益於人類和社會的建設性服務。

預防觀

中醫主張有病治病，無病防病，中醫養生則更強調後者，即"治未病"。防止機體或局部出現疾病是保持健康、延年益壽的重要環節，因此在中國傳統"居安思危"的哲學思想影響下，逐漸形成了針對疾病的預防指導觀。

疾病可知則可防

任何疾病都有病因可尋；

病變雖然繁複，但總有徵兆可循。

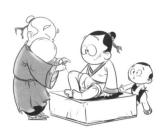

預防重於治療

古代養生學強調"不治已病治未病"。

上工去氣也，乃救其萌芽，下工守其已成，因敗其形。

——《素問·四氣調神大論》

高明的醫生能根據脈氣的變化，在發病初期進行治療；普通的醫生往往要等到疾病形成，才知道如何進行治療，因而容易造成病人形體衰敗。

防病應辨證審因

有效預防的關鍵在於仔細審查致病因素，考察疾病發生、發展的趨勢，通過辨證分析，進行有針對性的預防。

內調為主，綜合預防

生病往往是內、外病因綜合導致的結果，養生防病也應內外並重，綜合預防。

防治疾病應以調理內部功能為主，從而提高抗禦疾病的能力。

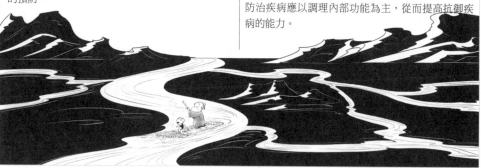

中醫養生學吸納了中國古代"和 *"的思想並加以發揮,形成了養生學的和諧觀念。概括來講,中醫養生學的和諧觀,是指人與外環境是一個和合通應的

中醫養生和諧觀

人與自然和諧

天人一體　一元精氣論
　　　　　　陰陽五行論
天人相應　人與氣候環境相應
　　　　　　人與地理環境相應
　　　　　　人與自然生物相應

中國古代哲學認為,世界是一個和合的整體,由一元之氣構成,受陰陽五行法則支配,人與自然息息相通。中醫養生學據此形成了人與自然和諧的觀念,即中醫學的"天人一體""天人相應"觀念。

人體自身和諧

五臟系統的和諧統一
形氣神的和諧統一
常變狀態的和諧適度

人體是由臟、腑、經絡、皮、肉、筋、脈、骨以及精、氣、神等組成的一個有機的整體。中醫養生學強調人體各部分組織結構的完整和功能上的高度和諧,是機體達到最佳生命狀態的必要條件。這就是人體自身的和諧觀。

圖解中醫　養生篇

* 和:和,有相應、協調、和合、和順、融洽、適中等諸多涵義。和,是中國傳統文化哲學的核心理念和根本精神。"和"本身包含"諧"的意思在內,"和諧"以"和"為中心。

整體，人與自然、人與社會、人體內部都相互協調適應。養生的目標就是達到人、自然、社會之間的和順融洽狀態。

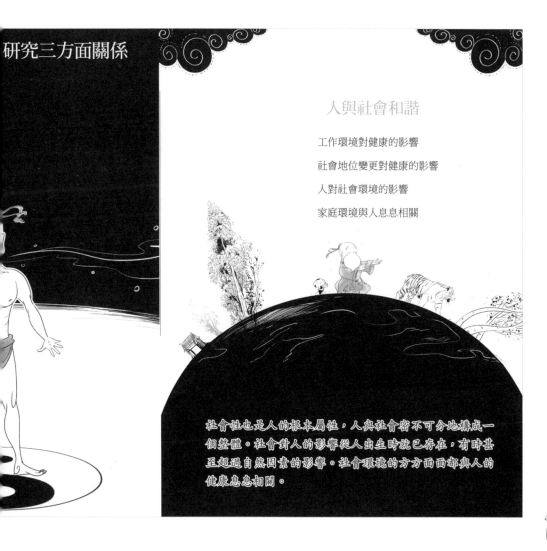

研究三方面關係

人與社會和諧

工作環境對健康的影響

社會地位變更對健康的影響

人對社會環境的影響

家庭環境與人息息相關

社會性也是人的根本屬性，人與社會密不可分地構成一個整體。社會對人的影響從人出生時就已存在，有時甚至超過自然因素的影響。社會環境的方方面面都與人的健康息息相關。

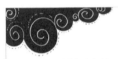

人與自然和諧──天人一體

一元精氣論指出了天地萬物的物質基礎是氣，人與自然均由一元精氣所化生。中醫養生的重點應是保持精氣、獲得精氣，使精氣互生、形充神旺，進而延年益壽。陰陽五行論指出陰陽是一切事物運動變化的總法則和普遍規

一元精氣論

宇宙從無到有，是由精氣化生而成的。

萬物由精氣化生，精氣有二：一是輕薄、彌散、劇烈運動著的、細小難以用肉眼看見的、屬陽的無形之氣；一種則是重濁、凝聚的，看得見、摸得著的、屬陰的有形之氣。兩氣交合感應，化生萬物。

人作為天地間生物的一種，其起源也是精氣。

陰陽五行論

萬物都包含陰陽兩面，陰陽的對立和依存是萬物的共同特徵。

陰陽是一切事物運動變化的總法則和普遍規律。

萬物負陰而抱陽，沖氣以為和。

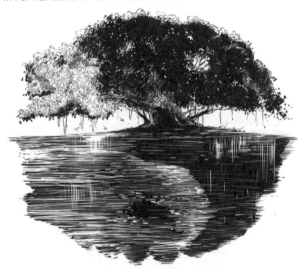

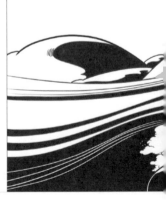

律。中醫學認為，人與自然都以陰陽五行為法則，人體自身的陰陽也必須主動或被動地與之適應。

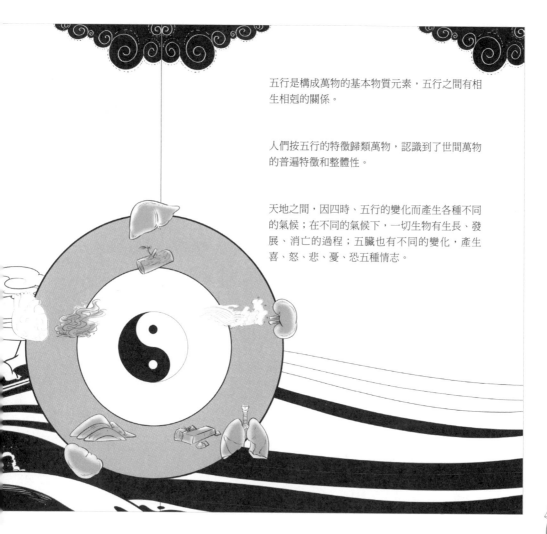

五行是構成萬物的基本物質元素，五行之間有相生相剋的關係。

人們按五行的特徵歸類萬物，認識到了世間萬物的普遍特徵和整體性。

天地之間，因四時、五行的變化而產生各種不同的氣候；在不同的氣候下，一切生物有生長、發展、消亡的過程；五臟也有不同的變化，產生喜、怒、悲、憂、恐五種情志。

人與自然和諧——天人相應

自然環境主要包括氣候環境、地理環境和生物環境。人體生命活動與自然界息息相關，人必須依據自然的變化來調整自身的陰陽平衡，使之與外界的陰陽變化和諧，才能達到延年益壽的目的。

人與氣候環境相應

自然氣候的運動變化是遵循一定的規律進行的。

如以一年為一個週期，則有春、夏、秋、冬四季；以一天為一個週期，則有清晨、正午、傍晚、子夜四時。而且，隨著天地陰陽的消長，氣候又有風、暑、濕、燥、寒的改變。

人體在自然氣候變化的影響下，也會隨之發生生理、病理的改變。

生理上，春夏之時，陽氣與溫熱之氣候相應而發泄於外；秋冬之時，陽氣與寒冷之氣候相應而斂藏於內。

病理上，風濕性關節炎、肺結核、心臟病等慢性病，往往在季節交替或氣候劇烈變化時發作或加重。

中醫提出了因時制宜的養生方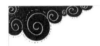法，如 "順四時而適寒暑" "春夏養陽，秋冬養陰" 等。

人與地理環境相應

地域的差異、居住條件的不同，造成人的生理、病理也不相同。

如東南方海濱傍水，人們喜食魚蚌，人的腠理多酥鬆；西北方地勢高、風沙大，氣候寒冷乾燥，人的腠理多致密。

長期的環境作用和飲食上的偏好，使各地的人擁有不同的體質和特殊的地方病。

養生應因地制宜，施以適合自己居住環境的養生方法。

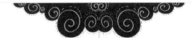

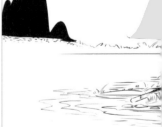

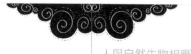

人與自然生物相應

人與自然生物共生於天地之間，彼此順應自然環境的同時也對對方產生了極大的影響。

自然生物為人提供了豐富的生活資源；人的存在一定程度上控制了生物的無限度發展。

人與自然生物互利互用卻又相互制約，形成內在良性循環的整體。

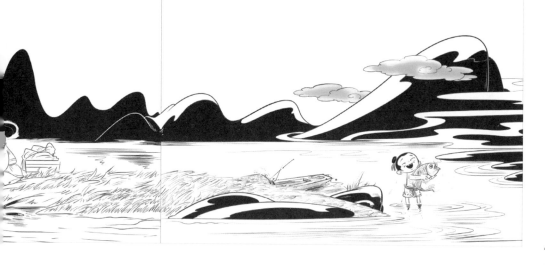

人體自身和諧──五臟系統和諧統一

中醫學認為，五臟是人體生命活動的中心，貯藏著維持生命活動的重要物質，並且主宰著人的精神活動。五臟系統除了保持與外環境的統一協調外，其各組成部分也密切聯繫，和諧統一。

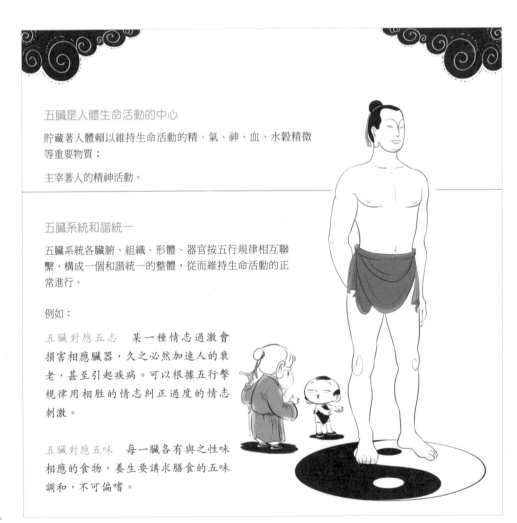

五臟是人體生命活動的中心

貯藏著人體賴以維持生命活動的精、氣、神、血、水穀精微等重要物質；

主宰著人的精神活動。

五臟系統和諧統一

五臟系統各臟腑、組織、形體、器官按五行規律相互聯繫，構成一個和諧統一的整體，從而維持生命活動的正常進行。

例如：

五臟對應五志　某一種情志過激會損害相應臟器，久之必然加速人的衰老，甚至引起疾病。可以根據五行擊規律用相胜的情志糾正過度的情志刺激。

五臟對應五味　每一臟各有與之性味相應的食物，養生要講求膳食的五味調和，不可偏嗜。

和諧觀

人體自身和諧——形氣神的和諧統一

形，指人的形體；氣，是組成和維持人體生命活動的最基本物質；神，通常指人的精神意識思維活動。神、氣依賴於形體而存在；形體功能活動的正常以神、氣的充足互濟為前提，三者必須和諧統一。

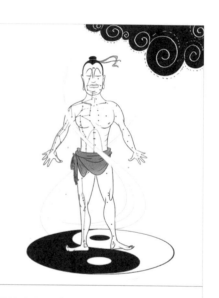

形與氣的關係 實質上是物質與功能的關係。形為物質依託，氣為機體功能。

氣的生成及其功能作用，要依託於形體，即離不開具體的臟腑器官。

人體之氣，是稟受於父母的先天精氣、飲食中的水穀精氣和從自然界吸入的清氣，通過肺、脾、腎的綜合作用結合而形成。

各臟腑的生理功能正常，人體之氣才能充沛。

形與神的關係實質上是精神與形體的關係。

形隨神生，神依附於形。人的精神意識、思維活動不能脫離形體而獨立存在。健康的精神、正常的情志變化，必須有強壯的身體作基礎。

精神情志也影響著人的生理活動，甚至形體發育。

正常的情志活動能使人體氣血和調，而突然、強烈或長期的情志刺激，一旦超過了人體的正常生理調節範圍，就會擾亂氣機，使臟腑陰陽氣血失調，促生疾病或加重已有病情，即所謂"七情內傷"。

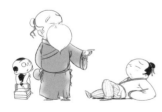

和諧觀

人體自身和諧——常變狀態的和諧適度

精充、氣足、神旺是保持人體正常狀態的基礎，然而由於多種因素影響，精、氣、神常處於不斷從正常到失常，再調節復常的動態循環過程。機體常變狀態在一定範圍內的動態演變是生命活動的根本特徵，也是生命力持續存在的機制。

精充、氣足、神旺是保持人體正常狀態的基礎。

機體的精、氣、神常處於不斷從正常到失常，再調節復常的動態循環過程。

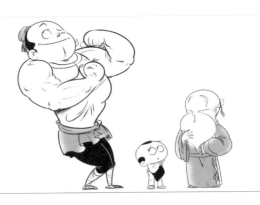

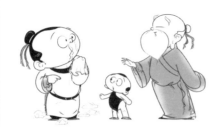

疾病是機體變化過極狀態的表現。當疾病初現，應立即採取多種養生調節措施以恢復原來和諧適度的狀態。

若機體不能恢復到過去的正常狀態，則應通過適當的養生措施，建立新的常變和諧，即"帶病生存"的狀態。許多慢性病和老年病都是如此。

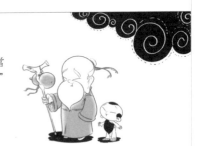

和諧觀

人與社會的和諧

人是社會的一部分，與社會密不可分地構成一個整體。社會性是人的根本屬性，社會對人的影響從人出生時就已存在，有時甚至超過自然因素的影響。社會環境的方方面面都與人的健康息息相關。

工作環境對健康的影響

工業廢氣、廢物多含有害物質，若因工作關係長期接觸，會使人發生急性或慢性中毒。多種傳染性疾病也多是通過人與人的接觸而廣泛傳播的。

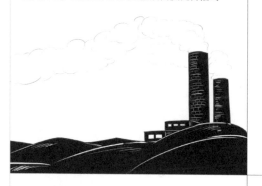

社會地位變更對健康的影響

故貴脫勢，雖不中邪，精神內傷，身必敗亡。

——《素問·疏五過論》

原來地位高貴，失勢以後，（這種人）即使沒有感受外邪，（但由於）精神已經受到創傷，身體必然衰敗。

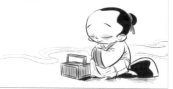

人對社會環境的影響

環境問題、人口問題和道德問題均為人在某些方面的不合理發展而造成的。

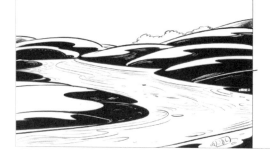

家庭環境與人息息相關

家庭環境會影響人的人生觀、價值觀、行為活動及性格，並可能持續一生。

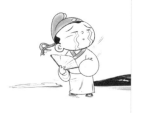

權衡觀

"權衡"原指秤砣（權）和秤桿（衡），中醫借用這種度量物體重量的常見方法，形象地比喻人與自然的調節過程，猶如"權"和"衡"的增加游移，片刻不停，從而保證了人體內外環境的動態平衡。

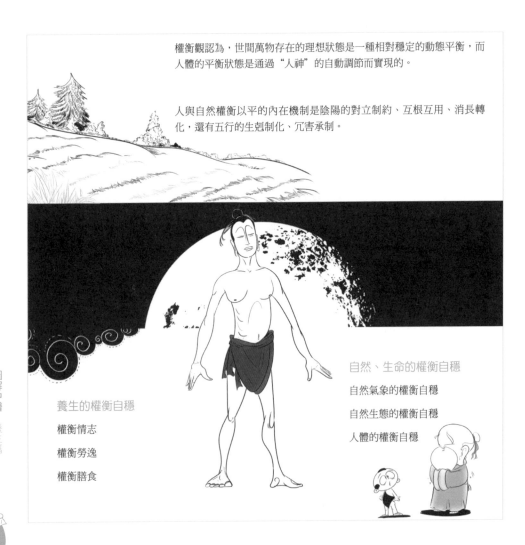

權衡觀認為，世間萬物存在的理想狀態是一種相對穩定的動態平衡，而人體的平衡狀態是通過"人神"的自動調節而實現的。

人與自然權衡以平的內在機制是陰陽的對立制約、互根互用、消長轉化，還有五行的生剋制化、冗害承制。

養生的權衡自穩

權衡情志

權衡勞逸

權衡膳食

自然、生命的權衡自穩

自然氣象的權衡自穩

自然生態的權衡自穩

人體的權衡自穩

權衡觀

自然、生命的權衡自穩——自然氣象權衡自穩

權衡觀認為，自然、生命的內在運動變化是永恆存在的。這些運動變化相互影響、制約，形成了複雜的調控系統，使之在一定時空內有序、協調地運行，整體上保持穩定平衡的狀態。自然氣象的變化也遵循著自然法則，協調運行，常年氣候穩定，維持動態平衡。

常年穩定，動態平衡

自然氣象千變萬化，即寒、暑、溫、涼、風、雨、燥、濕、霧、露、冰、雹等。

自然氣象的變化是按陰陽消長轉化、五運六氣、亢害承制的自然法則，有序且協調地存在著的，整體上表現為常年氣候變化穩定，呈現動態平衡。

自然界陽生陰長、陽殺陰藏，形成了一年之內春溫、夏熱、秋涼、冬寒和一日之內旦、晝、暮、夜的節律性更替，並維持相對的穩定平衡。

風、火、濕、燥、寒等不同氣象變化都只能在一定時空範圍內存在。某一氣象太過則隨即會產生制約它的氣象；某一氣象不足則會產生資助它的氣象。各種氣候有規律地更替變化。

中醫養生的基本觀念

63

自然、生命的權衡自穩——自然生態的權衡自穩

自然界物種繁多，生命活動變化萬千。權衡觀認為，生物間相互滋生與制約，形成生物鏈，競爭生存使各物種的生存數量、生存範圍均保持相對穩定的狀態。同時，生物也與外界環境相適應，產生相應的種群和相應的生物節律。

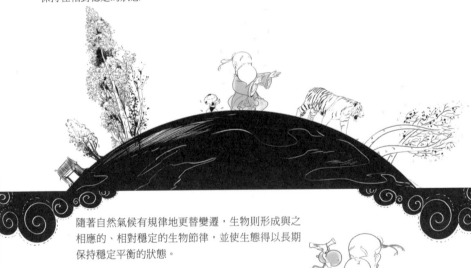

自然界物種繁多，生理特性和生活習性各不相同，因而生命活動現象變化萬千。

生物與外環境相適應，相異的地理環境，使生物形成不同的生物種群。

生物間相互資生與制約，形成生物鏈，優勝劣汰，使各物種的生存數量、生存範圍始終保持在相對穩定的狀態。

隨著自然氣候有規律地更替變遷，生物則形成與之相應的、相對穩定的生物節律，並使生態得以長期保持穩定平衡的狀態。

植物一年之內有節律地生、長、化、收、藏；動物春夏外出活動增加，秋冬則潛伏蟄藏。

自然、生命的權衡自穩——人體的權衡自穩

人體臟腑、經絡、形體、官竅的功能各不相同，氣血周流於體內，瞬息不停，人體時刻都發生著複雜的生命活動變化。權衡觀認為，與自然規律相適應，人體臟腑經脈的功能、氣血的運行也形成了相應穩定的生物節律，保持天人一體、協調穩定的狀態。

隨著精氣的盛衰，人的生命歷程都會有規律地、階段性地生、長、壯、老、已。

從人類整體上看，則表現為人口數量、各年齡段人口比例相對穩定平衡。

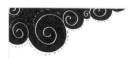

氣和血通過"人神"及多種調節機制，始終保持陰平陽秘、協調平衡的穩定狀態。

臟系之間生剋、制化、協調，使臟腑始終保持氣機升降出入平衡、生理功能穩定的狀態。

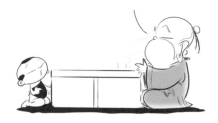

人與天地相參應，人體的生理功能與天地陰陽協調適應。

人整體的功能，春夏旺盛而秋冬低下，白天旺盛而夜晚低下。

肝應春，心應夏，脾應長夏，肺應秋，腎應冬，五臟在各自所應的季節裡功能相對旺盛。

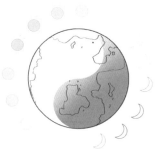

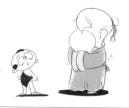

養生的權衡自穩

養生的實質就是權衡陰陽以養生：順應天地陰陽的變化，主動進行調節以維持正常的生命節律；根據臟系的功能特點，順應氣血運行規律，主動進行調

權衡情志

五志七情是精神活動的具體表現，情志太過或不及都會影響身心健康，因此權衡情志可養生。

可主動調節保持健康狀態。

可主動運用和情御神、四時調神等方法，使情志活動無太過，無不及，順應外界陰陽變化，保持平和的精神狀態。

情志有所偏激，可主動權衡糾偏，以恢復正常。

情緒放縱的，可虛靜守神來收斂情緒。
情緒抑鬱的，可順意達志來舒緩情志壓抑，或用開導暗示來疏解情志鬱結。
情志凝滯的，可移精變氣轉移注意力來解除情志糾結。

權衡

勞與逸，一動一靜，協調統一，是人生的兩種常態，權衡勞逸有益養生。

適度的勞作和休息有益健康。

適度的勞作可調暢氣血，促進機體功能；
適度的休息可保養精力，促進體能恢復。

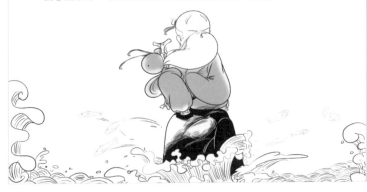

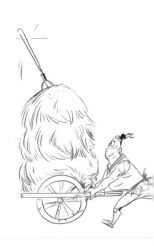

節以維持臟系功能平和、氣血運行和暢，保持人體形神相守、陰平陽秘、陰陽自和的健康狀態。

勞逸過度有害健康。

過度勞累則耗氣傷精，使機體內傷虛損；
過度安逸則氣機鬱滯，使機體功能衰退。

應注意起居有常，動靜相宜，並與外環境陰陽狀態協調一致。
勞逸適度使工作高效率、休息高質量，保持人體內部動靜協調平衡的健康狀態。

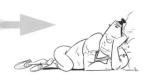

權衡膳食

人依賴膳食從外界攝入養分以維持臟腑功能，保持生命力。

權衡膳食應保證以下幾點。

食合五味，食合四時；飲食有節，進食有法；飲食必潔，使營養物質全面合理、穩定、衛生地進入人體，保持體內營養均衡、臟腑功能穩定的健康狀態。

如果體內營養失衡、臟腑功能失調，應立即採取調節手段，選擇恰當的膳食結構、進食節律或進食方法，及時恢復健康態。

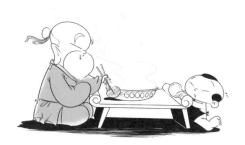

中醫養生的基本原則

【點睛之語】

中醫養生學在長期的發展過程中，不斷汲取各學派的精華，不斷積累養生實踐經驗，逐步完善養生理論，總結凝練出了貫穿養生始終、可有效指導養生實踐的基本原則。

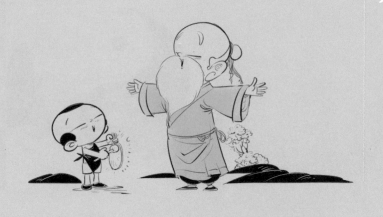

天人相應，和諧統一

"天人相應，和諧統一"的養生法則強調養生應順從人與外界息息相關的規律，通過人的主動調節，維繫和協調內外關係，從而達到養生的目的。具體原則包括：主動順應自然，調內重於調外，順應天時，適應地理，適應社會。

主動順應自然

人應該主動調攝，通過自我養護和鍛煉，與自然變化的規律相和諧，趨利避害，求得長壽。古代養生家在這種思想的影響下，創造了許多養生方術，如調氣、導引、嚥津、食養、藥養、針灸、推拿等。

調內重於養外

調控自身因素來順應外界環境的變化，即養內；改造外界環境來滿足人的生存需要，即養外。二者並重，但善養生者養內，不善養生者養外。養內者以恬臟腑，調順血脈，使一身之氣流行沖和，百病不生。

順應天時

宇宙洪荒，天運行都遵循定規律。在長的生產、生活踐中，古人認到，順應自然律會大有裨益

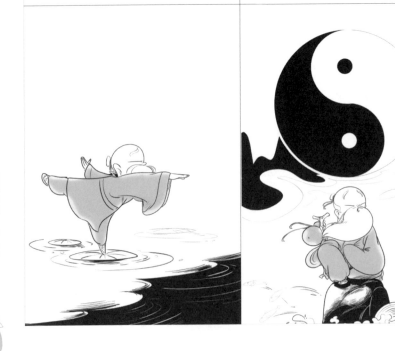
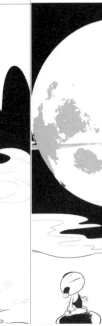

之則會受到自然
的懲罰。在養生
過程中，主動效
...、順應天地、自
...、陰陽變化規律
...健康長壽的基本
...則。

適應地理

地理環境不同，其氣候、濕度、溫差、水質、土壤均有差異。地域氣候的差異，可對人的生、長、壯、老、已及生理、病理產生不同的影響。舒適的氣候環境造就了人較弱的體質和溫順的性格，惡劣氣候環境造就了人健壯的體魄和強悍的性格。

適應社會

人是社會環境的一部分，人的體質、性格、嗜好及一些疾病的發生，都必然受到社會因素的影響。社會環境為人們的生活提供了物質基礎，也促成和制約著人們的心理活動，影響著人們的心理和生理平衡。一旦人與社會的穩定狀態失衡，就可能發生疾病。

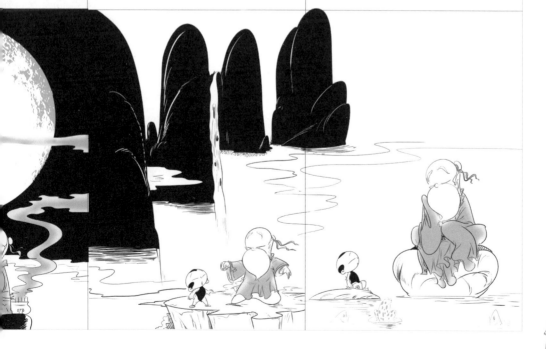

天人相應，和諧統一

順應天時──順四時而養

一年四季，有春溫、夏熱、秋涼、冬寒之變，人體受其影響而產生春生、夏長、秋收、冬藏等相應的生命變化。四時變化對人體存在著多方面影響，應主動調攝，順應四時變化規律進行養生，以達到延年益壽的目的。

順四氣調神

順應春、夏、秋、冬四時之氣，調節肝、心、脾、肺、腎五臟所主的神志，使人的精神情志適應四季變化，保持精神健康。

春三月，應使精神愉悅，胸懷開暢。
夏三月，應使情緒平和不躁。
秋三月，應保持神志安寧，收斂神氣，不使神思外馳。
冬三月，應使神志深藏於內，安靜自若，就像要藏匿個人隱私或已得寶物一樣。

依四時防病

四季氣候、物候不同，季節性常見病、多發病也不同。如春季多溫病，夏季多腹瀉，秋季多瘧疾，冬季多痹病。某些慢性宿疾，往往在季節變化和節氣交換之時發作或增劇。

掌握和了解四季與疾病的關係以及疾病的流行情況，更有利於預防疾病，保持健康狀態。

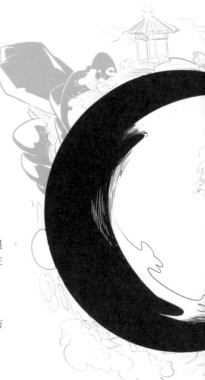

順四時調陰陽臟腑氣血

人的陰陽氣血隨四季氣候陰陽的變化而變化。

四季之中，春夏屬陽，秋冬屬陰，因而"春夏養陽、秋冬養陰"。

自然界四時陰陽變化與人的臟腑、經絡、組織，在生理和病理上關係密切。

五臟分別對應而有主時（五時），如肝屬風主春，心屬火主夏，脾屬土主長夏，肺屬金主秋，腎屬水主冬。在各自所主的季節裡，該臟之氣就相對較為旺盛。

五時的變化也與經絡、肌膚、骨骼相關。

"春氣在經脈，夏氣在孫絡，長夏在肌肉，秋氣在皮膚，冬氣在骨髓中"，說明經氣隨季節變動而發生變化。

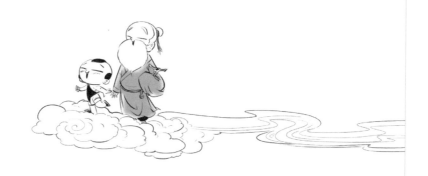

天人相應，和諧統一

順應天時——順晝夜而養

晨昏變幻，晝夜更替，人的陰陽之氣在一日之內會隨著晝夜的陰陽消長、進退而發生相應改變。人們應該根據這一變化，安排好日常作息，不違背晝夜變化的陰陽規律，以收到良好的養生效果。

故陽氣者，日而主外，平旦人氣生，日中而陽氣隆，日西而陽氣已虛，氣門乃閉。
——《黃帝內經·素問·生氣通天論》

晝夜陰陽變化主要影響人的陽氣，陽氣白天多趨向於表，夜晚多趨向於裡。

日出時，陽氣生發；中午，陽氣旺盛；夕陽西下時，陽氣虧虛，陽氣出入的門戶關閉。

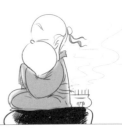

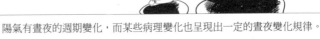

陽氣有晝夜的週期變化，而某些病理變化也呈現出一定的晝夜變化規律。

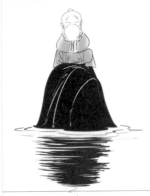

夫百病者，多以旦慧、晝安、夕加、夜甚。
——《黃帝內經·靈樞·順氣一日分為四時》

早晨，人的陽氣剛剛發生，病氣衰弱，症狀減輕。

中午，人的陽氣旺盛，則正氣勝過病邪，午間人體平安。傍晚，人的陽氣開始衰落，病氣開始生發，病邪加重。

夜半，人的陽氣入臟，邪氣獨佔人體，所以邪氣更重。

應該順應晝夜陰陽變化進行相應養生。

日出而作，日落而息，是一種順應晝夜陰陽變化的起居原則。

暮而收拒，無擾筋骨。夜幕降臨，陽氣潛藏，就應避免大的運動。

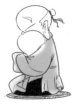

天人相應，和諧統一

順應天時──順月之盈虧而養

人體的生物節律不僅受太陽升落的影響，而且還受月亮盈虧的影響。在虛實調補養生中，尤其應注意順應月的盈虧變化，採取相應的養生方法。

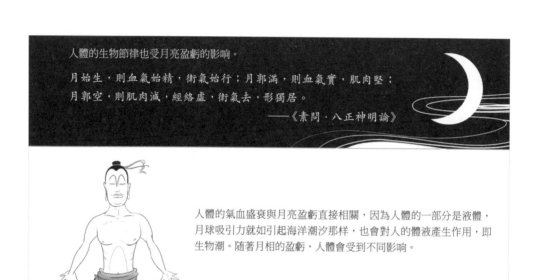

人體的生物節律也受月亮盈虧的影响。

月始生，則血氣始精，衛氣始行；月郭滿，則血氣實，肌肉堅；
月郭空，則肌肉減，經絡虛，衛氣去，形獨居。
──《素問·八正神明論》

人體的氣血盛衰與月亮盈虧直接相關，因為人體的一部分是液體，月球吸引力就如引起海洋潮汐那樣，也會對人的體液產生作用，即生物潮。隨著月相的盈虧，人體會受到不同影响。

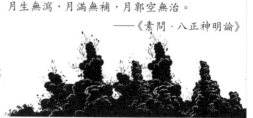

尤應注意順應月之盈虧變化來養生。

月生無瀉，月滿無補，月郭空無治。
──《素問·八正神明論》

月亮初生時，不可用瀉法；月亮正圓時，不可用補法；月黑無光時，不要針刺。

雖然這是根據月的盈虧來指導針刺治療時機和補瀉原則，但對於養生也同樣有指導作用。

中醫養生的基本原則

75

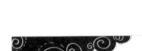
適應地理

不同的地域，各具特色的氣候、水質、土壤、岩石和生物，使人們形成了不同的生活習俗和飲食習慣。地理環境的長期作用，對居住者的體質會產生一定影響，並反映在生理和病理變化上。

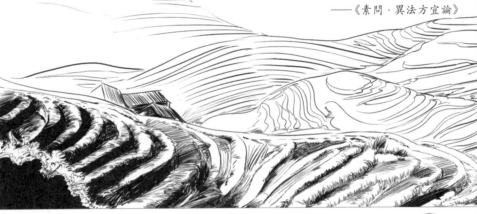

一方水土養一方人

地理環境長期的作用，對居住者的體質會產生影響，並反映在生理和病理變化上。

東方之域……其民皆黑色疏理。其病皆為癰瘍，其治宜砭石。
西方者……其民華食而脂肥，故邪不能傷其形體，其病生於內，其治宜毒藥。
北方者……其民樂野處而乳食，臟寒生滿病，其治宜灸焫。
南方者……其民嗜酸而食胕，故其民皆致理而赤色，其病攣痹，其治宜微針。
中央者……其民食雜而不勞，其病多痿厥寒熱，其治宜導引按蹻。

——《素問·異法方宜論》

上述文字介紹了我國東、西、南、北、中五方的水文、地質、氣候、物候、物產以及人們的生活習俗、體質特點與發病、治療情況，反映了地理環境與醫療的關係。

動靜互涵，形神合一

動與靜，是對事物兩種不同動態表現形式的高度概括，在絕對的運動中包含著相對的靜止，在相對的靜止中蘊伏著絕對的運動，並形成動態平衡。中醫學用形與神對生命體進行高度概括。中醫養生學基於對生命動靜相依和形神統一的認識，提出了"動靜互涵，形神合一"的養生法則。

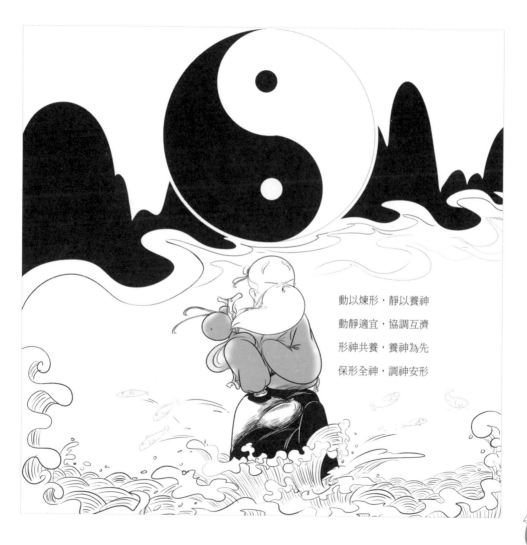

動以煉形，靜以養神

動靜適宜，協調互濟

形神共養，養神為先

保形全神，調神安形

動靜互涵，形神合一

動與靜

動與靜之中，動是絕對的，靜則是相對的，二者是對事物動態表現形式的高度概括，不可分割，互相包含，並以此形成了動態平衡。動靜是生命變化的依據，而相對的動靜是人體生理表現的兩種形式。

動靜是生命變化的依據。

任何生命變化是在動靜的動態平衡中產生的，絕對的動使生命活力持續，絕對的靜則是生命終止。

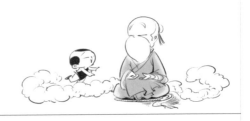

相對的動靜是人體生理表現的兩種形式。

人的生理就是陰精與陽氣的功能表現，是相對的動與靜。陰精主靜，是人體營養的根源；陽氣主動，是人體功能的根本。

睡為靜，醒則為動；坐臥為靜，走跳為動。

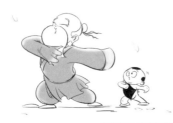

動靜互涵

生命宜動，倡導適宜運動的"小勞之術"。

形體宜動，以導引、推拿等形體之動，使精氣流通，氣血和調，氣機順暢而百病不生。

神機宜動，勤用腦以鍛鍊思維。

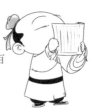

養生學重視相對的靜養。

形宜靜養，反對形體過勞。神宜靜養，強調"靜則神藏，躁則消亡"。

形與神

廣義的形，泛指一切客觀存在的有形之物；廣義的神，指宇宙萬物運動變化的表現及其內在規律。中醫養生學強調提出了形神統一的養生法則，認為只有做到"形與神俱"才能保持生命的健康長壽。

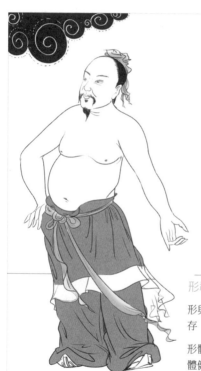

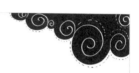

形 形體，即肌肉、血脈、筋骨、臟腑等組織器官。

神 以情志、意識、思維為特點的心理活動現象，以及生命活動的全部外在表現。

形神合一

形與神，是形態與功能、精神與物質、本質與現象的關係，相互依存、相互影響、密不可分、協調統一。

形體健壯，必然精神飽滿，生理功能正常；精神旺盛，又能促進形體健康。

神是人體活動的主宰。

精神活動失調是患病的內在依據；神不僅主導著人的精神活動，也主宰著人體以物質代謝、能量代謝、調節適應、衛外抗邪等為特徵的臟腑組織功能活動；神由精氣化生，反過來又支配著精氣的活動。

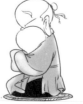

中醫養生的基本原則

79

動靜互涵，形神合一

動以煉形，靜以養神

動，包括勞動和運動；靜，包括精神上的清靜和形體上的相對安靜。形體的動靜狀態與精、氣、神的生理功能狀態有著密切關係。

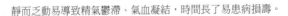

動以養形

動，包括勞動和運動。

靜而乏動易導致精氣鬱滯、氣血凝結，時間長了易患病損壽。

形體的運動可使精氣流通，氣血暢達，增強抗御病邪的能力，提高生命活力。適當的運動不僅能鍛煉肌肉、四肢等形體組織，還可增強脾胃的健運功能，促進食物消化輸佈。脾胃健旺，氣血生化之源充足，故健康長壽。

勞動、舞蹈、散步、導引、按摩等都是行之有效的動形養生方法。通過活動形體來調和氣血、疏通經絡、通利官竅、防病健身。

靜以養神

靜，相對於動而存在。包括精神上的清靜和形體上的相對安靜。

心神清靜是養生之本，神氣得養，可健康長壽。

"神"可任萬物而理萬機，常處於易動難靜的狀態，所以中醫養生學家提出"靜以養神"原則，指出人的心神總宜靜，清靜可養神。

靜養心神，不是提倡每日無所事事，而是指精神專一，摒除雜念，心無妄用。

靜神養生的方法很多，如少私寡慾，調攝情志，順應四時，常練靜功。

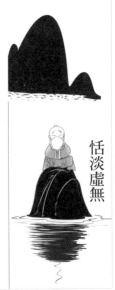

恬淡虛無

動靜互涵，形神合一

動靜結合，協調互濟

動與靜，一陽一陰，相互依存，既不可偏廢，也不可太過，應當適度，從而協調互濟。

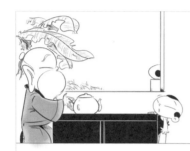

動靜太過與不及都可能導致疾病。

過度勞動會損耗精氣；過度安逸會導致氣機閉阻，氣血瘀滯。

久視傷血，久臥傷氣，久坐傷肉，久立傷骨，久行傷筋。

練功鍛煉也必須動靜適度。

外動內靜　外動，即形體運動；內靜即指精神內守。太極拳、五禽戲、八段錦等導引術和推拿、按摩都體現了這一主旨。

外靜內動　可調整內臟功能活動，調整免疫功能，從而提高防病能力。傳統的調氣、存想、嚥津等鍛煉，多以靜為主，外靜而內動。

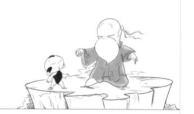

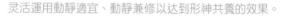

灵活運用動靜適宜、動靜兼修以达到形神共養的效果。

養生必須心體互用，勞逸結合，不可偏廢。

根據個人年齡、體質、鍛煉基礎、環境條件、個人性格愛好來選擇項目，制定方案，然後堅持。

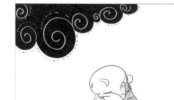

體力強的人可多動，體力差的人可少動，皆不可疲勞過度；病情較重、體質較弱的人，以靜功為主，配合動功，隨著體質的增強，可逐步增加動功的分量。

* 外靜內動：外靜是指在做養生運動時，不論坐式還是臥式，一般均閉目垂簾，身體靜止不動；內動則是指在身體靜止不動的情況下或以意行氣，或以意動腦，或以意嚥津。

動靜互涵，形神合一

形神共養，養神為先

既要保養形體，也要攝養精神，使身體和精神得到均衡統一的發展。在形神關係中，神起主導作用，臟腑的功能活動、氣血津液的運行和輸佈，必須受神的主宰。因此，中醫養生學主張形神共養，養神為先。

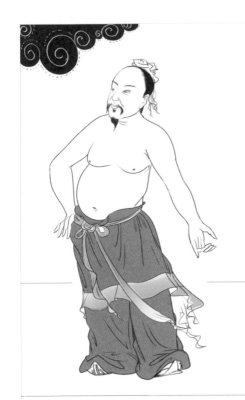

養形養神，密不可分，相輔相成，相得益彰。

人生病，是因為病邪侵入人體，破壞了人體陰陽的協調平衡，導致形神失和。

在形神關係中，神起著主導作用，臟腑的功能活動、氣血津液的運行和輸佈，必須受神的主宰，即所謂"神能御其形"。

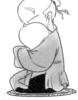

得神者昌，失神者亡。

動靜互涵，形神合一

保形全神，調神安形

精氣是構成形體的基本物質，是最基本的形；神由先天之精所化生，又依賴於後天之精的滋養。健康的形體是產生正常精神情志活動的保障；神有統率和協調人體的作用，通過調神可保養和提升人的內在生命力。

保形全神	調神安形
神依附於形而存在，精氣充足則神得所養，形健而神旺；反之則形弱神疲，形體衰亡，生命便告終結。	神有統率和協調人體的作用，使生命活動表現出整體特性、整體功能、整體行為、整體規律等。
"保形"首先要協調臟腑功能，保證十二臟腑的協調統一。	調神首先要"養性"，通過心性道德的修養使情志心理平和。
五臟是形體活動的中心，五臟精氣充盛，功能協調，則神清氣足，情志正常；反之，則會出現情志異常。	調神從"養心"開始。 中醫的"五神"（神、魂、魄、意、志）雖為五臟所生，但主要歸於心神所管。
注重調節飲食和脾胃保養。形體所需的水穀精微，依賴於脾胃的正常運化功能。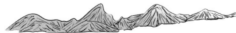	《黃帝內經》指出：心為"五臟六腑主也""心為君主之官，神明出焉"。

調神可以從多方面入手，如清靜養神、四氣調神、氣功練神、節慾養神、修性怡神。

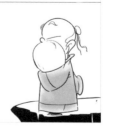

審因施養，三因制宜

人有共性，也有個體差異，如環境差異、遺傳差異、年齡差異、性別差異、體質差異、心理差異、職業差異、修養氣質差異等。因此，中醫養生學將審因施養作為養生的基本原則之一。

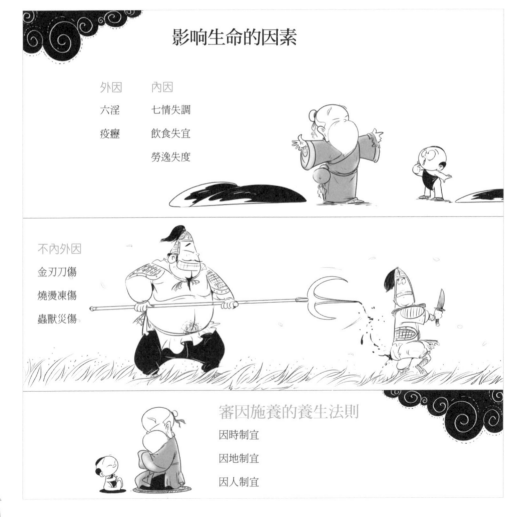

影响生命的因素

外因	內因
六淫	七情失調
疫癘	飲食失宜
	勞逸失度

不內外因
金刃刀傷
燒燙凍傷
蟲獸災傷

審因施養的養生法則
因時制宜
因地制宜
因人制宜

審因施養，三因制宜

因時制宜

因時制宜是選擇恰當的時間，調控精神活動、起居作息、飲食五味、運動鍛煉、藥物保健等，增強抗病能力、延緩衰老進程，保持生命健康。具體包括順時調攝和審時辟邪等。

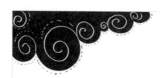

順時調攝

中醫理論將人體歸納為以五臟為主體的五大功能調控系統，並將其與自然界的陰陽消長統一起來，揭示出人體五臟系統的功能活動隨自然界陰陽消長變化的週期節律。

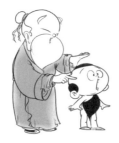

養生應順應人體生命活動的年節律、時節律、月節律、日節律等，採用具體措施使生命活動保持最佳狀態。

春天要順應自然界陽氣生發特點，重點養肝。
秋天要保護陰氣，"養收"重點要養好肺。

審時辟邪

在天氣劇變，氣候反覆時，人體易感邪而發病，在因時調養正氣的同時，必須注意對外邪的避忌。

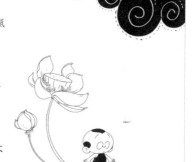

二十四節氣中的立春、立夏、立秋、立冬、春分、夏至、秋分、冬至八個節氣，是季節氣候變化的轉折點。

這些節氣前後，體弱多病的人往往在交節之時感到不適，或發病，甚至死亡。要注意交節變化，慎避虛邪。

審因施養，三因制宜

因地制宜

"一方水土養一方人。"地域不同，自然地理條件和社會發展程度不同，人生活的環境、條件、習慣不同，人群的基本體質、性格也不相同。因此，要因地制宜，順應地域差異，積極主動地採取相應的養生措施。

順應地理環境

順應不同的地理環境，趨利避害，防止地方病發生，做好預防保健。

川、鄂、湘等地潮濕多陰雨，盛夏時節，這裡的人嗜食辛辣食物，以此開泄腠理，排出汗液，驅除濕氣，使機體適應氣壓低、濕度大的自然環境。

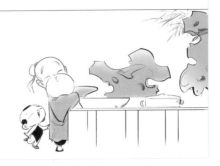

改良生存環境

耕地面積銳減，森林覆蓋漸小，草原退化，水土流失，大氣污染，水源污染。

不同地域，其環境惡化有所側重，改良應有相應的重點。如農牧業地區主要以耕地面積銳減、草原退化、水土流失為主。

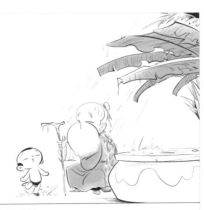

优化生活環境

生活環境包括住宅環境、居室環境、社會環境、家庭環境等幾個方面。

優化生活環境有益身心健康。

圖解中醫　養生篇

86

審因施養，三因制宜

因人制宜

不同的人，對疾病的易感性也不相同。養生除了遵循養生的普遍規律外，更要根據個人的具體情況（體質、年齡、性別、職業、生活習慣等），有針對性地選擇相應的養生方法。

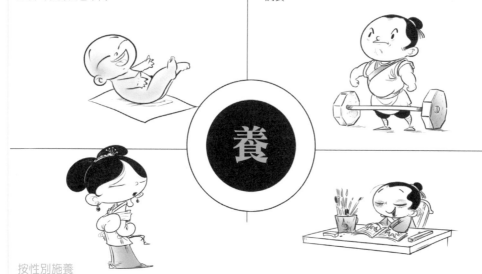

按年齡施養

生命歷程的各時期，人的精神、生理、心理各不相同，其養生內容也有所差異。即使在同一時期，人也有健康、病中、病後等不同狀態，其養生目的和方法也不同。

按體質施養

人的先天稟賦不同，身體素質和精神性格也不相同。養生應根據自己體質的強弱和性格特點，選擇適宜的養生方法，有針對性地進行調養。

按性別施養

男性屬陽，以氣為主，性多剛悍，對外界刺激或無動於衷，或亢奮激動，氣鬱者少。

女性屬陰，以血為先，性多柔弱，更易因情志傷身。

女性比男性多出經、孕、產、乳等階段，其施養的手段和內容有別於男子。

按職業施養

職業不同，其養生也各有側重。如經常伏案的人需做一些擴胸、伸腰、仰頭等運動。

綜合調攝，雜合以養

"綜合調攝，雜合以養"，就是根據實際情況綜合運用多種養生方法，有重點而且全面地進行養生保健活動。《黃帝內經》中就已經強調綜合調養了，至明清時期，"雜合以養"受到廣泛推崇。

全面調養，重點突出

日常養生必須從整體全局著眼，注意天人、形神、陰陽、氣血、經絡、臟腑、官竅各個環節，全面考慮，綜合調養。

順四時，慎起居；保養精、氣、神；調節經絡、臟腑、氣血；藉助藥物強壯身體。全面調養，使機體內外協調，適應自然變化，增強抗病能力，避免出現失調、偏頗，達到人與自然、體內臟腑氣血陰陽的平衡統一。

養生保健在全面照顧的同時應有側重點。例如：

形神共養，調神為先。

協調內外，調內為主。

春夏養陽而護陰，秋冬養陰而固陽。

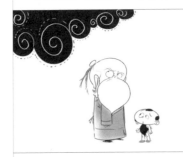

內外諸法，綜合運用

中醫養生應根據具體的情況不拘一功一法，從起居、動靜、藥食、針灸、推拿按摩等多種途徑、多種方式進行養生實踐活動。

如保養正氣，可以綜合運用行為、精神、飲食等多種方法進行保養。

中和適度，過猶不及

養生太過與不及均不可取；要以中和為要，養勿過偏。

如不可過分強調"補養"，雖食補、藥補、靜養等都是有效的養生方法，但用之太過而忽略其他方面則會有害。

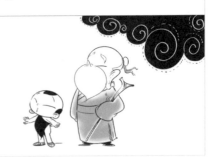

精神養生

【點睛之語】

精神養生，即「調神」「養性」「養心」，是在中醫「形神一體」觀的指導下，通過主動的修德怡神、積精全神、調氣安神等，保護和增強人的精神心理健康；通過節制、疏泄、移情、開導、暗示等措施及時排解不良情緒，恢復心理平衡，達到形與神俱、盡享天年的養生法。

具體的精神養生方法包括：積精全神、調氣安神、四氣調神、修德怡神、調志攝神等。

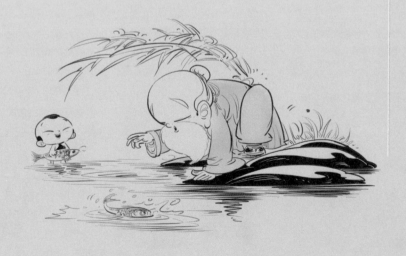

積精全神

積精指積累、固護人體的精氣，使之充實；全神指神志健全，精神活動保持正常狀態。精，不僅是生命產生的本源，也是維持生命活動的重要物質。精氣充盈才能神氣健旺，才有延年益壽的希望，因而要使神旺，必先積精。積

積精全神的主要方法

節慾保精	內守精神可息相火妄動	情慾適度以防陰精過耗
精是人體生命活動的根本。	心藏神，為君主之官，內寓君火。	**晚婚保精**
		過早的性生活不僅損耗陰精，還會因陰精無法化氣生神而影響心理健康。
神以精氣為主，精氣則以內藏為常態。	一旦心神被外物所擾，則易動心火起慾念，致使精氣暗耗。	
		婚後節慾
腎主藏精，腎精充足才能氣充神旺，因此保養腎精是保養精氣的根本。	節慾首先要使心神寧靜，既要避開促生慾念的環境刺激，也要保持理智，控制過度情慾。	行房有度，合房有術。不能超脫年齡和實際精力而恣意行事。
		老年寡慾
節慾是保養腎精乃至五臟之精的首要方法。		神氣堅強，老而益壯，皆本於腎精，只有保精全神，才能健康長壽。

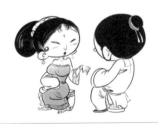
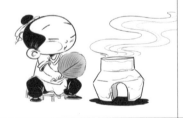

精與全神相輔相成，若情志過激，則勢必耗傷人體的精氣，所以調節情志，避免七情內傷是養神的基本方法，更是積精全神的基本保證。

飲食養精

飲食可以充實真氣，氣化為精，滋養元神。

精是生命活動、精神活動的基本物質，來源於先天，稟受於父母，內藏於五臟。

人出生後，精在生命活動中不斷地消耗，必須依賴於後天水穀精微不斷滋養和補充，才能為生命活動提供源源不斷的動力。

古今養生食物多以直接滋養精氣者居多，如米、麥、肉、蛋、乳等主要在於益氣生精。

有些食物，如茯苓、蓮子、小麥、豬心等則兼具補氣養神的功效；有些食物，如桂圓、枸杞子、核桃肉等則有益精養血的作用。

方藥補精

精能化氣生神，神能助精持精。嚴重的精虧往往引起神的異常，即所謂的精病神變，可表現為精病之後，伴見神情恍惚、失眠健忘、心悸怔仲、神情呆鈍等。

對於已有明顯精氣耗傷表現的人，選擇方藥以針對性地補養臟腑精氣為主。

方藥補精的具體方法很多：滋陰可以填精，溫陽可以生精，補氣可以化精，養血可以益精，調理臟腑可以保養精氣，必須根據具體情況辨證處方用藥。

一些治精或養神的方藥常具有安神、益精、固精的雙重作用，如柏子仁是滋養安神藥，也能補腎精。

調氣安神

氣在人體內不斷運動著，流行於全身，時刻推動和激發著人體的各種生理活動。氣機運行是否處於常態，與人的生理功能、精神活動密切相關，因而調

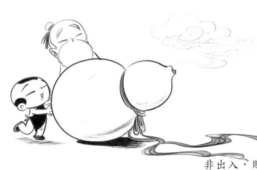

氣的運動，稱為氣機。升降出入是氣最基本的運動形式。人體臟腑經絡等組織器官，都是氣升降出入的場所。

氣的升降出入運動，是人體生命活動的根本，氣的升降出入一旦停止，則意味著生命活動的終止。

非出入，則無以生長壯老已；非升降，則無以生長化收藏。

——《素問·六微旨大論》

調氣安神的方法

調息行氣

調息行氣，也稱作服氣，即調整呼吸，吐故納新，呼出體內濁氣，吸入天地之精氣，使氣聚精盈神旺。

通過調整呼吸調動人體的內氣，使之逐漸聚集，儲存於身體某一部位，並循經絡運行，可疏通經絡氣血。經絡氣血調和可以生神。

傳統養生強調形、意、氣三者結合，即運動機體以煉形，調整呼吸以煉氣，精思存想以煉神，由此達到調神、調息、調心的目的。

調息是調神、調心的基礎，通過調息使人體經絡暢通，氣機升降有序，神行氣行，神往氣往，形神合一，達到調氣安神、神旺體健狀態。

氣可以安神。調氣安神是指通過適當的方法調養人體之氣，暢行臟腑氣機，以增強五臟氣化功能，進而和調五臟之神。

調和臟氣

神的物質基礎是精、氣、血。精氣化生神志、七情，是通過臟腑氣化過程來完成的。

心藏神，肺藏魄，肝藏魂，脾藏意，腎藏志。

——《素問·宣明五氣》

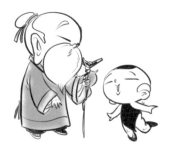

化即指氣化。氣化是物質與功能間的互生互化，屬五臟的功能活動。五臟藉助"氣機"的升降出入，使其精氣化生五神氣而生喜、怒、悲、憂、恐等七情現象。

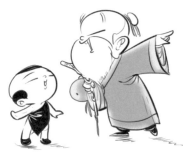

七情作為神的功能表現，其活動狀況除受五臟精氣盛衰影響，也受五臟氣化狀態左右。和調五臟氣機不僅關係到人的生理活動，也影響人的精神情志活動。

人的精神情志活動雖然分屬五臟，但主要歸屬於心主神明的功能。各種情志刺激作用於機體，通過心神調節而產生不同的變化。心主神明功能正常，才能使神有所主，對外杜絕環境的困擾，對內調節七情的擾動。凡事不強求，不過激，神志安定，則臟不受邪。

精神養生

四氣調神

四時對人的情志變化、氣血運行、臟腑經絡功能具有不同程度的影響，人的臟腑活動必須與外界環境協調統一，才能保持陰陽平衡。中醫養生應遵循"天

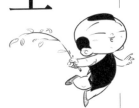

春季的特點是"生"，春季養神的關鍵是"使志生"。

春三月，此謂發陳，天地俱生，萬物以榮……以使志生。
春季的三個月是自然界萬物推陳出新的季節，萬物開始發育生長，自然界一派生機益然。人也要情志舒展，樂觀恬靜，以順應春季升生特性。

肝屬木，與春相應，情志表現為怒，惡抑鬱而喜條達，因而春季應讓情志生發，切不可扼殺；應助其暢達，而不能剝奪；應賞心怡情，不可抑制摧殘，由此才能使情志與"春生"之氣相適應。

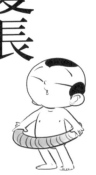

夏季的特點是"長"，夏季養神的關鍵是"使志無怒"。

夏三月，此謂蕃秀，天地氣交，萬物華實……使志無怒。
夏季的三個月，天地之氣交會，萬物繁榮，人們的精神情緒經過了春天的生發也應像含苞待放的花兒一樣飽滿，以順應夏日繁茂的趨勢。

夏季是一年中陽氣最旺盛的時節，人的氣血因自然界陽熱之氣的推動而趨向體表，人的情志也因而外泄。夏季，人應保持精神飽滿充實，豁達開朗，對外界事物充滿熱情，通泄自如、情緒外向，使陽氣通達宣暢，與夏季"夏長"之氣相適應。

心屬火，與夏相應，夏日炎炎常令人心煩生怒，遇事宜戒怒，使心志無怒。

圖解中醫　養生篇

人相應"的原則，順應四時春生、夏長、秋收、冬藏的自然規律，調節精神活動，以達到形體功能與精神活動的和諧統一，做到內外環境的相互協調。

秋季的特點是"收"，秋季養神關鍵是"使志安寧"。

秋三月，此謂容平。天氣以急，地氣以明……使志安寧。
秋季的三個月是由熱轉涼、陽消陰長的季節，陽氣漸收，陰氣漸長，萬物經過夏季的生長開始收穫，為冬季閉藏做準備，所以秋季養生必須遵循"養收"的原則。

人們一定要注意不斷地收斂神氣，以適應秋季的特徵，不使神志外馳，保持精神上的安寧，以減緩秋季肅殺之氣的影響。

秋內應於肺，肺在志為憂，秋日的蕭瑟易引起人們的抑鬱心緒，所以秋季應參與體育運動或登高等秋遊，緩解秋季衰敗景象對情志的負面影響。

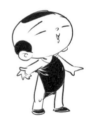

冬季的特點是"藏"，冬季養神的關鍵在於"使志若伏若匿"。

冬三月，此謂閉藏。水冰地坼，無擾乎陽……使志若伏若匿。
冬季的三個月是一年中陰氣最盛的時節。寒氣凜冽，草木凋敝，陽氣潛藏，陰氣極盛，蟄蟲伏藏，為下一個春季積蓄力量。

冬季，人體陰陽消長處於相對緩慢的水平，成形勝於化氣，因而冬季養神應著眼於藏，神氣內斂，志意內守，像有私意存於心中不欲吐露一樣，避免過度用神使陽氣輕易耗泄。

冬季精神調養要防止季節性情感失調症，即冬季憂鬱症。

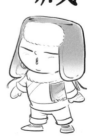

精神養生

人的個性千差萬別，現實中遇到煩惱又在所難免，所以要有意識地不斷糾正自己錯誤的思維方式，提高心理調攝能力，通過修身養德、改善氣質，優化

長存仁德之心

仁，指人的愛心或完美的道德修養。

重視道德修養，長存仁愛之心，能使人始終與他人保持和諧的人際關係，自然心神無憂，精神愉悅，有益於健康。

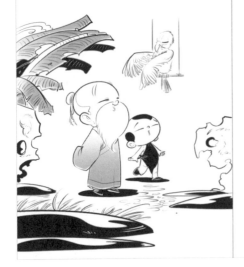

襟怀開闊坦蕩

道德品質高尚的人多心胸豁達寬廣，心懷坦蕩，不損人利己，自然心安理得，心神安寧，使內環境處於良好的狀態，利於長壽。

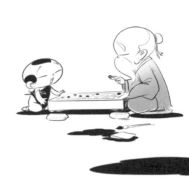

心性淡

與道德修養好的人相交，會受到正面而有益的熏陶。祛

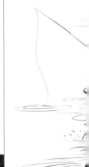

性格，增強對不利環境、不良刺激的化解能力，排除負面影響，達到預防疾病，健康長壽的目的。

泊名利	陶冶性情氣質	時時修身養德
除私心雜念，抵制外界不良的刺激和誘惑，可保持內心的平靜。	陶冶性情，能夠改善人的心身功能，使氣血暢達，氣機調暢，正氣旺盛，健康長壽。 高尚的情操有助於了解人生與社會，提高自身的社會調適能力，培養堅強的意志和樂觀的性格，摒除不利的情志因素，有效防範疾病侵襲。	健康長壽的人多是開朗樂觀、心胸豁達、淡泊名利、情操高尚的人。

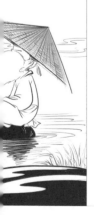

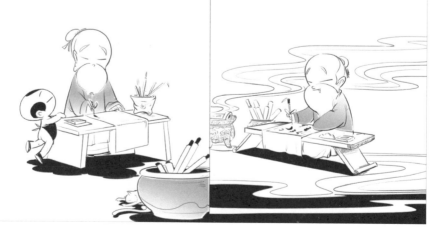

精神養生

情志,是人在接觸客觀事物時精神心理的綜合反映。情志活動適度、調和而有節制,有利於機體健康。七情太過,可直接傷及臟腑,引起氣機紊亂而發病,也可損傷人體正氣,使人體的自我調節能力減退。情志貴在有節適度,

情志相胜法

當產生不良情緒時,可根據情志間存在的五行生剋制化規律,用互相制約、互相克制的情志來轉移和干擾原來的有害情志,進而使之協調,恢復或重建精神平和的狀態。

喜傷心,以恐勝之。適合神情興奮、狂躁的人。	思傷脾,以怒勝之。適用於長期思慮不解、氣結成疾、情緒異常低落的人。	悲傷肺,以喜勝之。適用於情緒抑鬱低沉的人。
喜為心主管的情志,過度喜悅會讓心氣渙散,神不守舍,嚴重時則會精神恍惚,喜笑不止。	思為脾主管的情志,過度思慮會使脾氣鬱結,運化失常。	悲為肺主管的情志,過度悲傷會使肺氣紊亂失調。
恐可使氣怯,突然使人感受驚恐,可收斂渙散的氣機。	怒可使肝氣生發,使鬱結之氣得到宣散。	喜可使氣機和緩、發散、通達,讓肺氣恢復正常宣降。
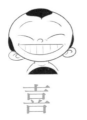喜	思	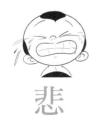悲

運用情志相勝法調節異常情志時,應注意刺激的強度,要超過前面不良情緒的強度。

當情志過激時，應及時通過主動的控制和調節，避免不良情緒對人體內環境的進一步傷害。可以採取的方法有情志相勝法、移情法、昇華法、超脫法、暗示法、開導法、節制法和疏泄法。在此重點介紹情志相勝法。

怒傷肝，以悲勝之，適用於因情志抑鬱而致氣機鬱結或因怒而致情緒亢奮不寧的人，尤適於鬱悶得想痛哭的人。

怒是肝主管的情志，暴怒會使氣血逆亂，神志迷惑。

悲會使神氣消沉，血氣得以消散下行。

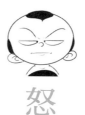

怒

恐傷腎，以思勝之。適用於因驚恐而坐臥不寧、多疑易驚的人。

驚恐會導致氣機混亂渙散。

思則可使氣聚結，收斂渙散的神氣，使人主動地排除不良情緒。

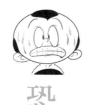

恐

起居養生

【點睛之語】

起居，即指生活作息，涉及日常生活的各個方面。起居養生，即通過對起居生活進行科學合理的安排，從而良性地調節生活，使之有序有度，與人的生命規律及自然規律相應。起居養生內容廣泛，在此從居所、勞逸、穿著、排便與睡眠五個方面加以介紹。

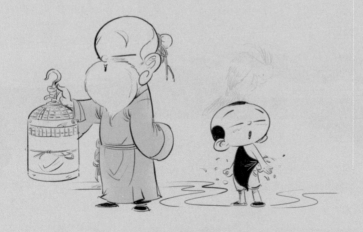

起居養生的原則

起居養生講究有常，有度。常，即起居有常，指起居作息和日常生活有一定的規律，合乎自然界與人體生理的常度。度，即勞逸適度。勞，包含勞力、勞心（腦）與房勞之義。逸，指休息。

常 即起居有常。指起居作息和日常生活有一定的規律，合乎自然界與人體生理的常度。

度 即勞逸適度。勞，包含勞力、勞心（腦）與房勞之義；逸，指休息。

適度勞作，能促進氣血循環，改善呼吸和消化功能，興奮大腦，調節精神，激發人體的生機與活力。

適度休息，可消除疲乏，恢復體力與精力，恢復良好的身心狀態。

圖解中醫　養生篇

起居養生的內容

安於居處

居處是人們生存的主要場所，包括居住的內、外環境。良好的居住環境，對健康長壽有著不容忽視的影響。

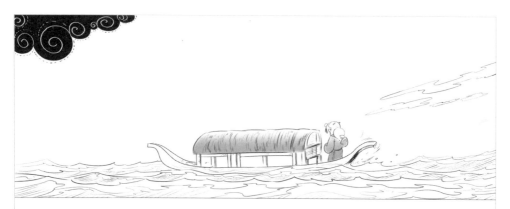

外環境　主要指人們居住地周圍的自然環境。居住地宜選擇山水秀麗、清爽乾燥、避風向陽、空氣新鮮、樹木花草茂盛的地方，以優美、寧靜、安全為要。

內環境　主要指住宅本身的內部條件與環境。

高低　住宅層次有高低之分；居室內部結構應具有一定的高度，有益於採光與空氣流通。

朝向　我國的房屋朝向一般以坐北朝南為佳，既"冬暖夏涼"，又利於室內採光通風、調節濕溫度，也有助於居住者身心的陰陽平衡。

採光　充足的光照，既有利於採光、增溫、殺菌，也可使人的精神愉悅、心態良好、工作效率提高。

通風　可保證室內有足夠的清氣，驅除濁氣。

濕度與溫度　濕度與溫度協調平衡可營造出室內的小氣候。高溫、高濕的環境，易使人因蒸發散熱受阻而悶熱難受，生濕熱證。

美化　居室的佈置與美化，因人、年齡、情趣、居室作用與經濟實力等諸多情況而定。總體要求明亮、優雅、大方、舒適、實用為好，並注重衛生與安全。

起居養生

起居養生的內容

勞逸結合

勞，包含勞力、勞心（腦）與房勞之義；逸，指休息。勞與逸分別是人的兩種活動狀態，合理安排生活、工作與休息，有助於防病保健。

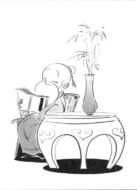

勞逸適度，有益健康

體力勞動，可改善氣血運行，使氣血和暢，增進食慾，改善情志，有助於睡眠，保持肌肉、骨節的正常幅度與靈活性，促進氣機的升降出入，延緩衰老。

腦力勞動，可促進腦細胞發育，提升活力，減緩衰老。

逸，是一種休息狀態。勞作後適當休息便有利於恢復充沛的精力，為以後勞作積蓄力量。

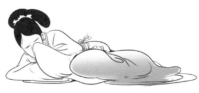

勞逸失度，有損健康

勞作過度。外可傷形，內可耗精傷氣，積勞成疾則影響壽命，

安逸過度。缺乏必要的勞動或運動，可導致氣血鬱滯，影響到臟腑、官竅，諸疾叢生。

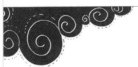

久臥傷氣，久坐傷肉。

勞逸結合，合理安排

體力勞動，應輕重相宜，量力而行，勞作之餘應通過各種方式休養生息，恢復體力。

腦力勞動，應與體力勞動相合，工作之餘要進行適當的體育鍛煉或勞作，以放鬆精神。

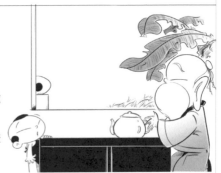

起居養生的內容

衣著適宜

中醫養生學對著裝的要求可概括為"任其服"。"任"有"順"之義。除去穿衣中的面料、質地、顏色、舒適、合體等內容,中醫養生對衣著服飾要求順時著衣、順地著衣、順人著衣。

順時、順地著衣

地域環境與季節氣候的差異決定了人們的著衣、更衣都有差異。

夏季或炎熱地區,著衣宜輕薄、透氣,便於體內陽氣向外宣泄而散熱。

冬季或寒冷地區,著衣宜保暖,便於體內陽氣閉藏而熱量不致耗散。

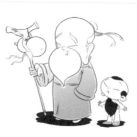

更衣也應順時、順地,因為人體對季節的冷熱變遷是逐步適應的,所以更衣應遞增、遞減,循序漸進。

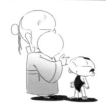

春不忙減衣,秋不忙加冠。

春季,雖陽氣漸生,氣候轉暖,但冬寒尚未褪盡,所以早春減衣不宜過急、過多。

冬季,雖陰氣漸生,氣候轉冷,但陰氣生而未盛,所以初冬增衣不宜過急、過多。

順人著衣

穿衣宜以寬鬆、舒適為佳;過緊、過窄的衣服可阻礙血液循環,不利體表水分的蒸發。

女性胸罩過緊,易引起乳房發育不良,誘發乳房疾病,甚則乳腺癌。

常穿緊身褲,會使陰部空氣不暢,汗液不得蒸發,細菌易繁殖而引發炎症、濕疹、尿道感染等症。

老年人身體功能整體衰退,汗腺萎縮,衛氣不固,所以著衣更應注重保暖。

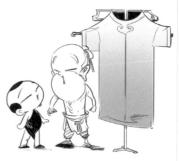

二便通暢

大、小便是人體新陳代謝中排除廢物的主要形式，也是水穀傳化的最後一道程序。二便通暢是人體生命正常的標誌之一，是保證健康長壽不可缺少的重要環節。

通暢大便保健法

大便排泄受五臟功能調控，五臟正常則排便也會正常，排便如常又可調節五臟氣機。

欲得長生，腸中常清；欲得不死，腸中無滓。

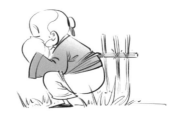

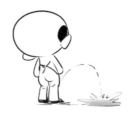

清利小便保健法

小便自膀胱排出，是人體水液代謝的最後步驟，但又與肺、脾、腎、三焦等臟腑緊密相關，是其綜合活動的體現。

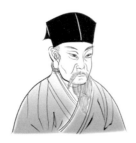

要長生，小便清；要長活，小便洁。
——蘇東坡《養生雜要》

調節飲食　飲食宜多樣化，以五穀雜糧為主，蔬菜、水果為輔，肉類、蛋類為補充，注重飲食平衡；避免辛辣、油膩食物；多飲溫開水。

排泄有時　遵循人體生命各種生理活動的正常節律。有便不強忍，以免誘發痔瘡；無便不強努，以免擾亂腸道氣機致病。形成相對穩定的排便時間。

運動按摩　按摩腹部，以通暢氣血，促進六腑功能，增進大、小腸蠕動，對防治便秘有良效。太極拳等傳統保健方法對習慣性便秘有效，也可輔以藥物對症治療。

飲食調攝　當少食、素食。因為，過於滋膩的飲食可壅滯氣機，導致氣滯水停，引起小便不利；滋食厚味可使小腸清濁難分，滲入膀胱之水難保純淨，影響排泄順暢。

排尿及時　排尿應及時，不可強忍不解，以免傷腎與膀胱，也不可有尿則泄。後者可反映腎氣不固、膀胱不約等病變。

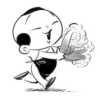

姿勢與用力　男女小便的姿勢不同，但《千金要方》對小便排泄的便勢提出獨到見解，認為飽時腎氣充足，其氣通利故可站立解尿；飢時體力相對不足，宜收攝其氣，故當蹲式解尿。排尿當順自然之力而出，切忌強力弩氣促其速下，這樣易傷腎氣。

起居養生的內容

睡眠養生

睡眠是人的生理需要，也是維持生命的重要手段。睡眠養生是根據自然與人體陰陽變化的規律，採取合理的方法與措施，達到保證睡眠質量，消除機體疲勞，養蓄精神，達到抗衰、防老、防病、健康、長壽目的的養生方法。睡

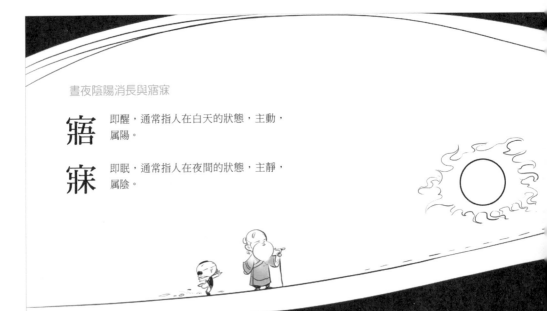

晝夜陰陽消長與寤寐

寤 即醒，通常指人在白天的狀態，主動，屬陽。

寐 即眠，通常指人在夜間的狀態，主靜，屬陰。

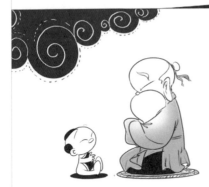

營衛運行與晝精夜瞑

人之所以白晝精力充沛、夜晚合目而眠，取決於營衛之氣在人體內部的有序運行。衛氣於人身晝夜共行五十週次，且晝行於陽二十五週次，此時陰盡陽盛，所以人神清氣爽、振奮而動。衛氣夜行於陰二十五週次，此時陽盡陰盛，所以人可以安然入睡，抑制而靜。

图解中醫　養生篇

眠質量的好壞取決於睡前、入睡、醒後、臥室、臥具等相關環節的安排是否合理。

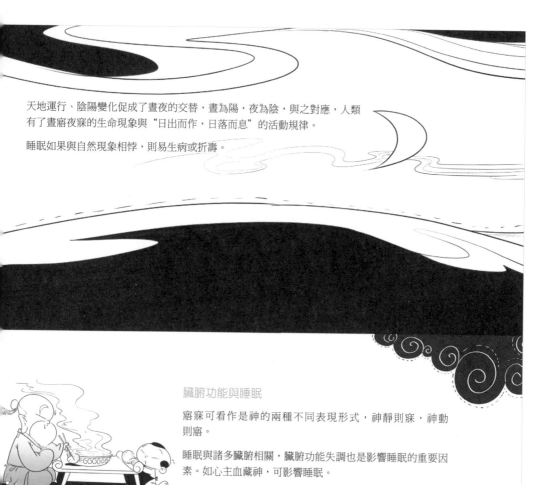

天地運行、陰陽變化促成了晝夜的交替，晝為陽，夜為陰，與之對應，人類有了晝寤夜寐的生命現象與"日出而作，日落而息"的活動規律。

睡眠如果與自然現象相悖，則易生病或折壽。

臟腑功能與睡眠

寤寐可看作是神的兩種不同表現形式，神靜則寐，神動則寤。

睡眠與諸多臟腑相關，臟腑功能失調也是影響睡眠的重要因素。如心主血藏神，可影響睡眠。

起居養生

起居養生的內容

睡眠養生——睡前調攝

睡前調攝即做好睡前的各種準備工作，以保證良好的睡眠質量。一般要注意以下幾點：睡眠前的情志調攝、睡前飲食控制、睡前衛生、睡前泡足和自我按摩等。

調和情志，平和心境

情志變化會引起臟腑、氣血功能的紊亂，從而影響睡眠，甚至滋生疾病。

心為事扰則神動，神動則不靜，是以不寐也。
—— 景岳《景岳全書·不寐》

飲食得當，飽食勿臥

晚餐不宜飽食，以免增加胃腸負擔。

宜吃清淡易消化的食物，以免滋生濕熱痰濁。

睡前不可進食。

忌飲濃茶、烈酒。

睡前需刷牙漱口

睡前不刷牙會使口腔裡的殘渣腐敗，發酵，長此以往易引起口臭、齲齒、牙周炎等疾病。

刷牙還可以按摩牙齦，改善牙周血液循環，固牙健齒。

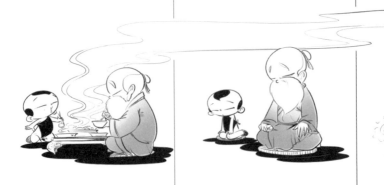

睡前自我按摩

按摩頭部，可促其氣血運行，鬆弛精神，消除疲勞。

按摩眼部，可鬆弛眼肌，使其休息。

按摩面部，可加速皮膚新陳代謝，保持其光滑潤澤。

按摩腹部，有助於腸胃消化，以防腹部"發福"。

睡前用熱水泡足

熱水泡足利於足部血管擴張，促進氣血運行流暢，並刺激足部穴位。

反覆搓揉足心（湧泉穴），能導火降濁氣，疏肝明目，健腦安神。

睡前適當飲水

睡前飲水一杯，使人體津液充足，補充血液中的水分，減少卒中發生。

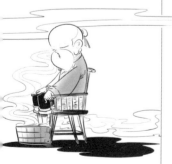

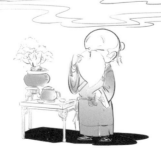

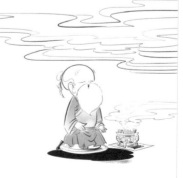

睡眠養生——睡時調攝（臥向）

睡眠的臥向，指睡眠時頭、足的方向、位置。中醫養生學家對此有不同的主張，有主張東西雙向的，有主張一直朝東寢臥的，但都比較忌諱頭朝北就寢。

寢臥东西双向

主張春夏兩季頭東腳西而眠，秋冬兩季頭西腳東而眠。其理論依據是"春夏養陽，秋冬養陰"，因春夏頭東臥以應升發之氣，可助養人的陽氣；秋冬頭西臥以應潛藏之氣，可助養人的陰氣。

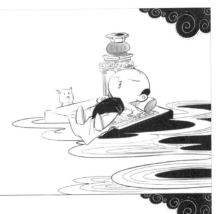

寢臥恆东向

主張一年皆恆東向而臥，不因四季而變更。認為東方主升發之氣，頭東而臥可得升發之氣資助，以養人的生氣。

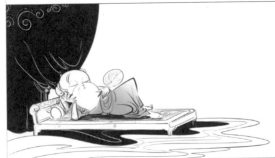

避免北首而臥

反對頭朝北方睡覺。因為北為陰中乏陰，水寒陰盛，頭乃諸陽之會，忌北臥以防陰寒之氣傷人陽氣。

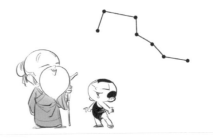

睡眠養生——睡時調攝（睡姿）

古語有云，睡眠的姿勢講究"側龍臥虎仰攤屍"，由此可見古代養生家對睡眠姿勢的關注。

仰攤——仰臥位

仰面朝上睡眠。雖然四肢舒展放鬆，但陰陽顛倒，陰脈在上，陽脈在下，督脈被壓。儘管陰脈暢達，但陽氣無法激蕩，一覺睡熟，陽氣都被陰濁所制約，經氣未能暢達四肢末梢，有如攤屍。

臥虎——俯臥位

伏床而臥，背朝上腹朝下。雖四肢有力，經氣暢達，然五臟受壓，陰陽不和，難於安眠。

側龍——側臥位

側臥者似龍，如臥龍之盤旋，龍爪緊攀，肢爪有力，龍體依附於柱，空懸而不受壓，任督相通，陰陽和順，所以最被古人所稱道。

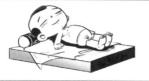
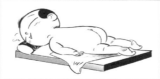
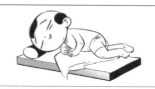

臥如弓

側臥時，脊柱自然形成弓形，四肢易自由運動，處於不伸不屈的舒適位置，全身肌肉充分鬆弛，胸部受壓最小，不易造成鼾聲或咳嗆。

側臥位以右側為佳

身體右側，微曲雙腿，全身放鬆，一手屈肘放枕前，一手自然放大腿上。心臟位置較高，有利於心臟排血，並減輕其負擔；肝臟位置於右側最低處，可獲得較多供血；胃通過十二指腸和小腸通向大腸的開口都向右側，又有利於食物的運行。

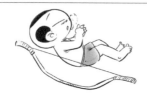
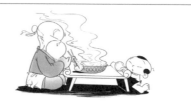

睡眠養生──睡時調攝（時間）

人體對睡眠時間的需求較為複雜，可根據需要自主調節或藉助於他人的協助來改變或減少各種不利因素的干擾，為充足睡眠創造條件。

多時睡眠與少時睡眠

多時睡眠法

通過超出常規時間的睡眠，來調節和補償人體生理需要，以便其恢復精力。適用於體弱者、慢性病或失眠患者。

少時睡眠法

通過減少或縮短睡眠時間，提高睡眠質量，來調動人體潛能，激發活力，仍能滿足人體生理睡眠需要。

通常，成年人以每日 7～9 小時睡眠為宜。

因時睡眠

春天宜晚睡早起，以順應陽氣升發、萬物復蘇。

夏天宜晚睡早起，以順應陽氣旺盛、萬物茂盛。

秋天宜早睡早起，以順應陰氣漸生、萬物平定。

冬天宜早睡晚起，以順應陰氣盛極、萬物閉藏。

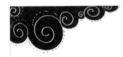

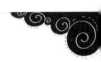

因人定時

年齡　年齡越小，睡眠時間與次數就越多。新生兒睡眠每日應有 18～22 小時；老年人，睡眠時間與質量呈下降趨勢，夜間睡眠有效時間變短，可以在白天休息時適當補眠，一般 60～70 歲每日 8 小時，70～90 歲每日 9 小時，90 歲以上每日 10 小時為宜。

體質　陰虛陽盛、體型偏瘦者睡眠較少；陽虛陰盛、體型偏胖者睡眠較多。

性格　活潑開朗、好動的人，往往不需 8 小時睡眠就能獲得充沛精力；性格沉靜或多愁善感者，每覺睡眠皆不足。

子午覺

子，指 23～1 時；午，指 11～13 時，正當中午時分。

子午之時，陰陽交接，極盛乃衰，人體氣血陰陽相對不平衡，必欲靜臥，以回復氣力。睡子午覺有益於身體健康，對老年人更為有益。

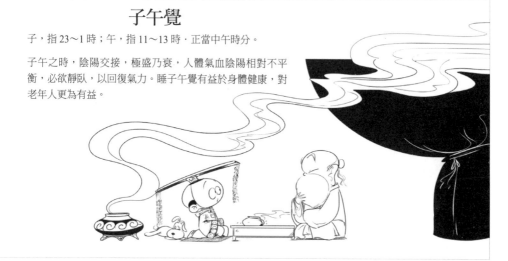

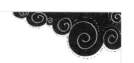

睡眠養生——睡眠環境（臥室）

睡眠的主要處所是臥室。安靜、清潔、衛生的臥室，創設了良好的睡眠環境，有益於身體健康。

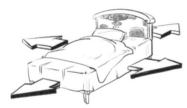

臥室的朝向以坐北朝南為佳，利於冬暖夏涼。

臥室面積要適中，在 15 平米為佳。太大，空曠不利保暖；太小，局促不利空氣流通。

窗戶宜寬大，利於通風和採光。

睡前醒後宜經常通風換氣，無論寒暑，保持空氣清新。

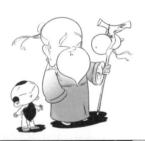

睡眠的位置不應對著風口，因為人在睡眠時機體防禦能力處於蓄積狀態，對抗外邪的能力弱於白天，特別是老年人、兒童迎風而臥最易感冒。

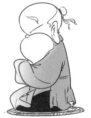

臥室內不宜置放冰箱及過多植物，以免破壞室內空氣，影響睡眠。

睡眠養生──睡眠環境（臥具）

睡眠的臥具主要指床鋪、枕頭、被褥、睡衣等。它們直接伴隨人近一半的生命歷程，所以臥具的質量和安全非常重要。

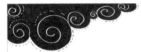

枕頭

枕頭只需頭部比身體稍高一點即可，一般以枕高一拳至一拳半為好。

枕芯應宜乾鬆透氣，有利於散熱，排汗。枕芯的填充物多為蕎麥皮、蒲絨、木棉等。磁石枕、菊花枕，既可促眠，也可療病。

床鋪

硬板床優於軟床。尤其適於老年人或腰椎間盤突出、增生性脊柱炎、骨質酥鬆患者。

最理想的床，是鋪上厚軟、保暖、吸濕、有彈性褥子（如棉褥）的木板床或炕。

床的高度以略高於膝蓋為宜。

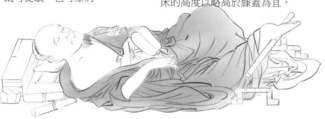

睡衣

面料以透氣性強、質地柔軟、棉質的為佳。夏季可選 42 支細紗或真絲面料；春秋以稍厚些的純棉面料為佳；冬季可選單面絨、燈芯絨等面料。

花色以自然色為佳，少印染。

老年人的睡衣宜寬鬆，

上衣稍長，護肚臍，褲子稍短，以防絆倒。

被褥

被褥以輕柔、保暖、寬大為宜。過重或過厚使人睡眠中氣血不暢、呼吸不利；過輕過薄又達不到保暖效果。

被裡以棉布、細麻布為宜。

填充物以棉花、絲棉、羽絨為佳。

食藥養生

【點睛之語】

食物和藥物自古同源，二者在性能上有相通之處，同樣具有四氣、五味、升降浮沉、歸經和功效等屬性。食藥養生，即食物養生和藥物養生，指利用食物或藥物來滋養臟腑，調節人體陰陽，以增進健康、預防疾病、延緩衰老的養生方法。在養生實踐中，許多食、藥兩用品發揮了重要的作用。本部分中的「食藥養生」以食物養生為主，重點介紹食藥兩用品。

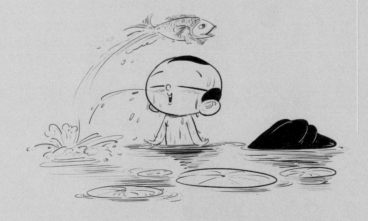

食藥兩用品的作用

藥物、食物都具有四氣、五味、升降浮沉、歸經和功效等屬性。其中，食藥兩用品兼具食物和藥物的特性，加以合理利用，則可以滋養臟腑，調節陰陽，增進健康，預防疾病。

强壯身體

食藥兩用品，兼具食物和藥物雙重特性，合理運用可使機體營養充足，臟腑功能協調，氣血運行通暢，陰陽趨於平衡，體健身壯。

運用食藥兩用品，應注意其寒熱溫涼、補瀉等特性，使之能恰當地用於不同體質的保健。

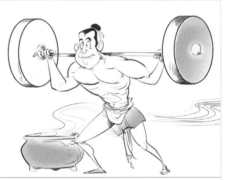

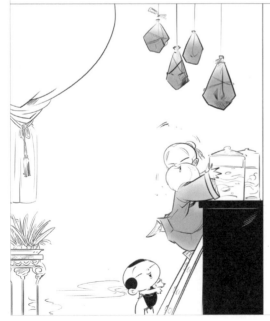

預防疾病

食藥兩用品，除滿足機體營養需要，增強人體抗病、防病能力外，還可直接預防疾病發生。如橄欖能預防上呼吸道感染和流行性感冒。

延年益壽

食藥兩用品，大多具有延緩衰老、益壽延年之功。如補益類的山藥、茯苓、大棗、蓮肉、玉竹、枸杞子等能使人"不飢""輕身延年""耳目聰明"。

食藥養生的原則

食物所含營養成份各不相同，只有全面膳食、合理搭配，才能滿足生命活動和健康長壽的需求，必須根據個人體質、年齡、性別的特點，選擇適合的養生食藥。因此，食藥養生的兩大原則是"五味調和，合理搭配"和"因人施食（藥），顧護脾胃"。

五味調和，合理搭配

多種食物的搭配，如五穀、五菜、五畜、五果＊等。

食味的調和，即辛、甘、酸、苦、鹹五味的合理調配。

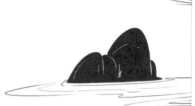

《黃帝內經》中明確提出了"五穀為養，五果為助，五畜為益，五菜為充，氣味合而服之，以補益精氣"的膳食指導原則。

食物五味與相應臟腑密切相關，可以選擇性地發揮其補益和滋養作用，即酸入肝，苦入心，甘入脾，辛入肺，鹹入腎。

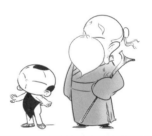

因人施食（藥），顧护脾胃

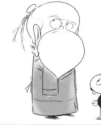

小兒"稚陰稚陽"，固然需要補益扶持，但其"脾常不足"，所以一般不宜滋補，尤其不宜大量服食滋補藥食，以免損害脾胃功能，影響對水穀精微的運化吸收。

老年人臟腑功能漸衰，脾胃納運不及，消化吸收能力減退，宜食清淡、溫熱、熟軟的食物，如若蠻補，呆補，更易致病甚至生變。

陽虛者不宜多食生冷寒涼食物，宜多食溫熱性食物。

陰虛者不宜多食溫燥辛辣之品，宜多食甘潤生津之品。

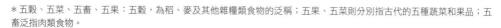

＊五穀、五菜、五畜、五果：五穀，為稻、麥及其他雜糧類食物的泛稱；五果、五菜則分別指古代的五種蔬菜和果品；五畜泛指肉類食物。

121

食藥養生

食藥養生的禁忌

在運用食物、藥物的養生實踐中，歷代養生家對食物、藥物的應用，以及食物與食物，藥物與藥物間的關係進行了深入探討，尤其對相關禁忌的研究值

患病期間的一般飲食禁忌

脾胃虛寒腹瀉者忌生冷，如冷食、生果蔬。

脾虛納呆或外感初起者忌黏滑，如糯米、小麥等食物。

脾濕或痰濕者忌油膩，如油煎炸食物、乳製品。

風熱證、痰熱證、斑疹瘡瘍患者忌腥羶，如無鱗魚、蝦蟹、羊肉。

內熱者忌辛辣，如香辛料、韭菜、酒、煙。

哮喘、動風、皮膚病患者忌發物，即能引起舊疾復發、新病加重的食物。除上述腥羶、辛辣食物外，還有蕎麥、豆芽、苜蓿、鵝肉、雞頭、鴨頭、豬頭、驢頭肉等。

病證的飲食禁忌

食物、藥物的特性與病證的寒熱虛實、陰陽屬性相互抵觸，宜有所禁忌。

寒證宜益氣溫中、散寒健脾，宜用溫熱性食藥，忌用寒涼、生冷之物。

熱證宜清熱、養陰生津，常用寒涼性質的食藥，忌食溫燥傷陰之品。

虛證當補益正氣，陽虛者宜溫補，忌用寒涼；陰虛者宜清補，忌用溫熱燥烈之類。

實證則祛除邪氣，視其病變所在分別予以相應的食藥，如發表散邪、通腑泄實之類。

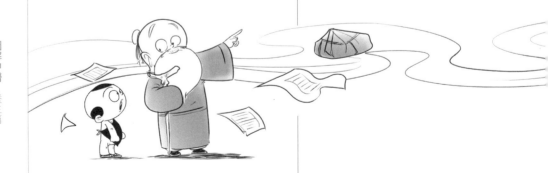

圖解中醫 養生篇

得後世借鑒。當然對於中醫學古籍中記載的食物相剋或飲食禁忌，我們要辯證地來分析，吸取精華，摒棄糟粕。

食藥配伍禁忌

在服用藥物期間，對某些食物不宜食用或忌食，即忌口。

如甘草、黃連、桔梗、烏梅忌豬肉，薄荷忌鱉肉，茯苓忌醋，天冬忌鯉魚，白術忌大蒜、桃、李，人參忌蘿蔔，土茯苓忌茶等。

食物配伍禁忌

食物與食物間的配伍禁忌，如鱉魚忌莧菜，雞肉忌黃鱔，蜜忌蔥等。

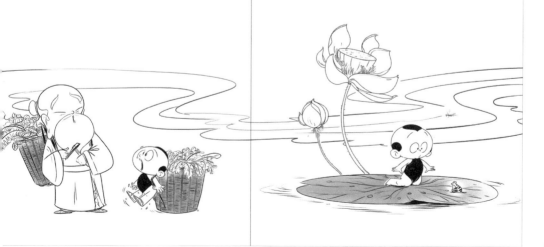

補益類——山藥・薏苡仁

山藥，味甘，性平。健脾補肺，固腎益精。常食山藥可強壯身體，延緩衰老。薏苡仁，味甘、淡，性涼，可健脾胃，補肺，除濕，利水。《神農本草經》將其列為補益上品。

山藥

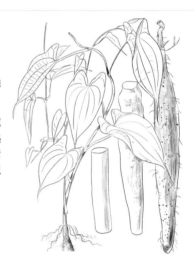

【性　味】味甘，性平。

【作　用】健脾補肺，固腎益精。中老年人常食山藥，可強壯身體，延緩衰老。

【食藥方】茯苓山藥粥（《醫學衷中參西錄》）：以茯苓、乾山藥各 30 克，粳米 50 克，如常法煮粥。待粥熟時，可加入砂糖調味。每日 2 次，溫熱食用。對老年人脾虛或脾腎兩虛者有很好的補益作用。現臨床用於輔助治療慢性腎炎脾虛水腫。

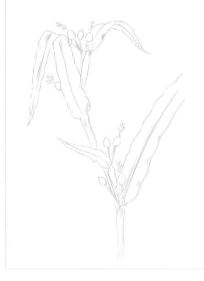

薏苡仁

【性　味】味甘、淡，性涼。

【作　用】健脾胃，補肺，除濕，利水。《神農本草經》將其列為上品，謂其"主筋急拘攣、不可屈伸、風濕痹，久服輕身益氣"。

【食藥方】以薏苡仁與粳米煮飯，煮粥。

補益類──白扁豆・茯苓

白扁豆，味甘，性平。有健脾、化濕、消暑之功效，也是暑濕季節的保健佳品。脾虛濕盛、食少便溏、白帶過多者可長期食用。茯苓，味甘、淡，性平。可健脾和胃，寧心安神，滲濕利水。因其藥性緩和而被視為平補佳品。

白扁豆

【性　味】味甘，性平。

【功　效】健脾，化濕，消暑。脾虛濕盛、食少便溏、白帶過多者可以長期食用。

【注　意】白扁豆內含毒性蛋白，生用有毒，烹調時要煮熟，煮透，以防中毒。

茯苓

【性　味】味甘、淡，性平。

【功　效】健脾和胃，寧心安神，滲濕利水。醫家將其視為常用的延年益壽之品。其藥性緩和，可益心脾，利水濕，補而不峻，利而不猛，既可扶正，又可去邪，為平補之佳品。

【食藥方】茯苓粥：白茯苓磨成細粉，取 15 克，與粳米煮粥。對老年性浮腫、肥胖症及腫瘤的預防，均有一定作用。

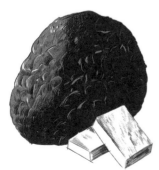

補益類——大棗·蓮子

大棗，味甘，性溫。有補氣健脾、養血安神的功效。蓮子，味甘、澀，性平。有補脾止瀉、益腎固精、養心安神的功效。

大棗

【性　味】味甘，性溫。

【功　效】補氣健脾，養血安神。

【食藥方】大棗洗淨後生食，每日 10 枚。也可與梗米共同煮粥。

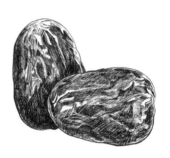

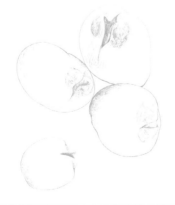

蓮子

【性　味】味甘、澀，性平。

【功　效】補脾止瀉，益腎固精，養心安神。

【食藥方】水芝丸：蓮子用酒浸泡後放入豬肚內，煮熟後焙乾研末，酒糊丸空腹溫酒送下。用以補益虛損。對心脾兩虛、體質虛弱、心悸失眠者較為適宜。

常用養生食藥

補益類——龍眼肉 · 玉竹

龍眼肉，味甘，性溫。有補心脾、益氣血的功效。玉竹，味甘，性平。有養陰潤肺、除煩止渴的功效，尤其適合老年陰虛者。

龍眼肉

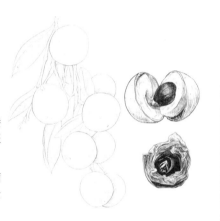

【性　味】味甘，性溫。

【功　效】補心脾，益氣血。

【食藥方】龍眼肉粥（《老老恆言》）：龍眼肉 15 克、大棗 10 克、粳米 60 克，一併煮粥。具有養心、安神、健脾、補血之效用。每日早晚可服 1～2 碗。內有火者禁用。

　　　　　龍眼酒（《萬氏家抄方》）：以龍眼肉浸泡燒酒中百日，常飲數杯。能溫補脾胃，助精神，壯顏色。

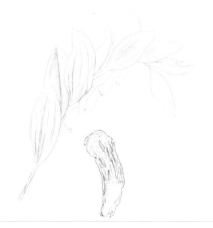

玉竹

【性　味】味甘，性平。

【功　效】養陰潤肺，除煩止渴。對老年陰虛者尤為適宜。

【食藥方】可熬製成蜜丸，長期服食。

補益類——黃精 · 百合

黃精，味甘，性平。有益脾胃、潤心肺、填精髓的功效。百合，味甘、微苦，微寒。有養陰潤肺、清心安神的功效，是著名的清補之品。

黃精

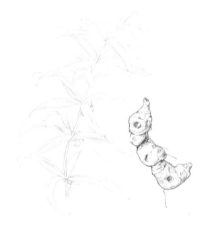

【性　味】味甘，性平。

【功　效】益脾胃，潤心肺，填精髓。常食黃精，對肺氣虛患者有益，可防治心血管疾病。

百合

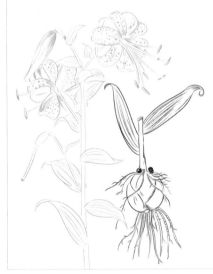

【性　味】味甘、微苦，微寒。

【功　效】養陰潤肺，清心安神。百合為清補之品，經常服食，對於肺陰虛久咳、乾咳，以及虛煩不眠、精神恍惚有較好的保健療效。

【食藥方】百合款冬丸（《濟生續方》）：百合配合款冬花製成蜜丸，薑湯嚥下，用於治療久咳或痰中帶血。

蒸百合（《聖惠方》）：蜜拌百合，蒸軟後，含於咽中，同時嚥津，用於心肺積熱、煩悶不安。

補益類—— 蜂蜜 · 酸棗仁

蜂蜜，味甘，性平。有調補脾胃、潤肺止咳、潤腸通便、解毒的功效。酸棗仁，味甘，性平。有寧心安神、養肝、斂肝的功效。

蜂蜜

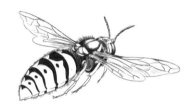

【性　味】味甘，性平。

【功　效】調補脾胃，潤肺止咳，潤腸通便，解毒。

酸棗仁

【性　味】味甘，性平。

【功　效】寧心安神，養肝，斂肝。

【食藥方】酸棗仁粥（《聖惠方》）：以酸棗仁與粳米煮粥，粥熟後兌入地黃汁，略煮即可。用於心煩不寐。

酸棗仁散：將酸棗仁炒製為散，以竹葉湯調服，用於膽虛睡臥不安、心多驚悸。每晚睡前半小時服生棗仁或炒棗仁散，或兩者交替服用，每次3～10克，連服7天，可以有效提高睡眠質量。

補益類——白果・芡實

白果，味甘、苦、澀，性平。有斂肺定喘、澀精止帶、止小便的功效，適用於喘咳痰嗽、白帶、遺精、尿頻等症。芡實，味甘、澀，性平。有益腎固精、祛濕止帶、補脾止瀉的功效。

白果

【性　味】味甘、苦、澀，性平。

【功　效】斂肺定喘，澀精止帶，止小便。適用於喘咳痰嗽、白帶、遺精、尿頻等症。

【食藥方】芡實白果粥：芡實 30 克、白果 10 枚、糯米 30 克，煮粥。每日 1 次，10 日為 1 療程，間隔服 2～4 療程，作為蛋白尿輔助治療之用。

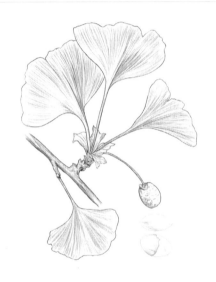

芡實

【性　味】味甘、澀，性平。

【功　效】益腎固精，祛濕止帶，補脾止瀉。

【食藥方】芡實粉（《遵生八箋》）：用芡實、乾藕、鮮嫩金銀花莖葉各 500 克，蒸熟，曬乾，共研成粉。每次飯前以開水調成羹，服 10～15 克。長期服食，可增強脾的運化功能，化濁減肥，適於脾虛濕性肥胖體型者。

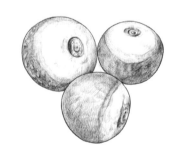

補益類——益智仁・阿膠

益智仁，味辛，性溫。有溫脾開胃攝唾、暖腎固精縮尿的功效。阿膠，味甘，性平。有補血止血、滋陰潤肺的功效。是補血佳品，對於治療女性血虛、出血有益。

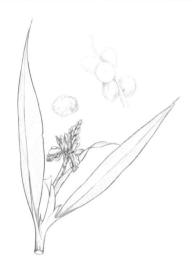

益智仁

【性　味】味辛，性溫。

【功　效】溫脾開胃攝唾，暖腎固精縮尿。

【食藥方】《開寶本草》：益智仁 24 枚，打碎，加適量鹽同煎服，用以治療年老腎虛夜尿多。

益智仁散（《補要袖珍小兒方論》）：以益智仁、白茯苓各等份，研末，每次 3 克，空腹用米湯送服，對小兒遺尿有良效。

阿膠

【性　味】味甘，性平。

【功　效】補血止血，滋陰潤肺。對於女性血虛、出血者有很好的保健作用。

【食藥方】常用本品單服，用開水或熱黃酒烊化，或隔水燉化，每次 3～6 克。適用於血虛諸證。

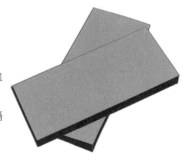

補益類──枸杞子‧黑芝麻

枸杞子，味甘，性平。有滋腎潤肺、平肝明目的功效，為延年益壽佳品。黑芝麻，味甘，性平。有補益精血、潤燥滑腸、延年益壽的功效。

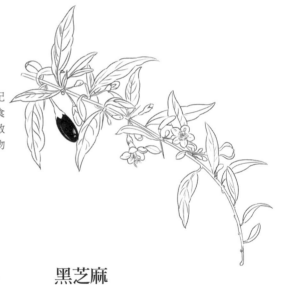

枸杞子

【性　味】味甘，性平。

【功　效】滋腎潤肺，平肝明目。

【食藥方】枸杞粥（《太平聖惠方》）：枸杞
　　　　　子 30 克、粳米 60 克，煮粥食
　　　　　用，對中老年因肝腎陰虛所致
　　　　　之頭暈目眩、腰膝疲軟、視物
　　　　　昏暗及老年性糖尿病等有效。

黑芝麻

【性　味】味甘，性平。

【功　效】補益精血，潤燥滑腸，延年益壽。

【食藥方】桑麻丸（《醫級寶鑒》）：以黑芝麻與桑葉
　　　　　等份，研末為丸。老年人白內障、糖尿病
　　　　　眼病以及皮膚乾燥者可長期食用。

　　　　　《醫燈續焰》：用黑芝麻、白茯苓、甘菊花
　　　　　等份，煉蜜為丸。能烏髮，使白髮返黑。

補益類——桑椹・覆盆子

桑椹，味甘、酸，性寒。有補益肝腎、滋陰養血的功效。久服可黑髮明目。
覆盆子，味甘、酸，性微溫。有補益肝腎、固精縮尿、明目、延緩衰老的
功效。

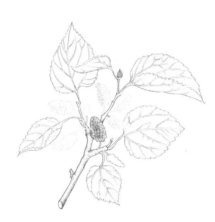

桑椹

【性　味】味甘、酸，性寒。

【功　效】補益肝腎，滋陰養血。久服可黑髮明目。

【食藥方】三精丸（《醫學入門》）：以桑椹配伍蒼
　　　　　術、地骨皮，可健脾去濕，熄火消痰，久
　　　　　服輕身，白髮轉黑。桑椹飲（《閩南民間草
　　　　　藥》）：單用鮮桑椹 30～63 克，水煎服。適
　　　　　用於心腎衰弱不寐或老年性習慣性便秘。

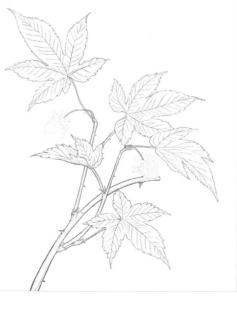

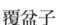

覆盆子

【性　味】味甘、酸，性微溫。

【功　效】補益肝腎，固精縮尿，明目，延緩衰老。

健胃消食類——山楂·雞內金

山楂，味酸、甘，性微溫。有消食化積、活血散瘀的功效。雞內金，味甘，性平。有運脾消食、澀精止遺、通淋化石的功效。

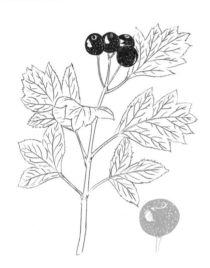

山楂

【性　味】味酸、甘，性微溫。

【功　效】消食化積，活血散瘀。用於肉食積滯、胃脘脹滿、瀉痢腹痛、瘀血經閉、產後瘀阻、高脂血症。

【食藥方】可製成山楂乾泡水飲用，也可製成山楂餅、山楂糕食用。

【注　意】脾胃虛弱者慎服。

雞內金

【性　味】味甘，性平。

【功　效】運脾消食，澀精止遺，通淋化石。適用於食積消化不良、泄瀉以及砂淋、石淋等。

【食藥方】《本草求原》載，治食積腹滿，用乳汁送服雞內金末。

《袖珍方》載，以雞內金配合葛根，用以消導酒積。

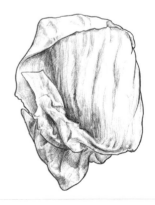

健胃消食類——麥芽・萊菔子

麥芽，味甘，性平。有消食化積、疏肝、回乳的功效。萊菔子（蘿蔔子），味辛、甘，性平。有消食導滯、降氣化痰的功效，適用於痰食積滯。

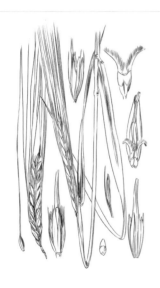

麥芽

【性　味】味甘，性平。

【功　效】消食化積，疏肝，回乳。生麥芽健胃作用好，食慾不振者可多用；炒麥芽助消化、回乳作用較好；焦麥芽止瀉力強，可用於泄瀉。

【食藥方】《丹溪心法》載，用炒麥芽 60 克，治產後發熱、乳房脹痛、乳汁不下。《婦人良方》用炒麥芽治產後便秘。

萊菔子（蘿蔔子）

【性　味】味辛、甘，性平。

【功　效】消食導滯，降氣化痰。適用於痰食積滯。

【藥食方】炒萊服子 30〜40 克，每日 2〜3 次，溫開水送服，對老年性便秘及頑固性便秘有較好的療效，也可用於藥物性便秘。對於慢性支氣管炎、老年性高血壓、高脂血症均有一定的防治作用。

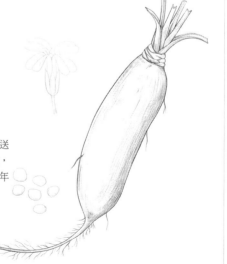

食藥養生

135

健胃消食類——砂仁・荷葉

砂仁，味辛，性溫。有化濕行氣、開胃消食、溫脾、安胎的功效。荷葉，味苦、澀，性平。有清熱解暑、升清化濁、化瘀止血的功效。

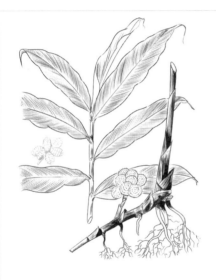

砂仁

【性　味】味辛，性溫。

【功　效】化濕行氣，開胃消食，溫脾。常用於濕阻氣滯、脘腹脹滿、不思飲食、噁心嘔吐、腹痛腹瀉等。

【食藥方】縮砂酒（《本草綱目》）：砂仁炒後研末裝袋，浸入酒中，煮飲。能消食和中下氣。

荷葉

【性　味】味苦、澀，性平。

【功　效】清熱解暑，升清化濁，化瘀止血。

【食藥方】單用鮮荷葉或配合扁豆、山楂等，與粳米煮粥，有化痰祛脂降濁作用。是高脂血症、肥胖者常用的保健佳品。

健胃消食類——紫蘇·木瓜

紫蘇，味辛，性溫。有發表散寒、理氣安胎的功效。木瓜，味酸，性溫。有舒筋活絡、和胃化濕的功效。

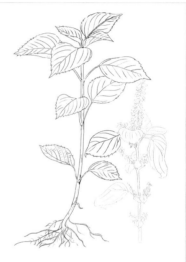

紫蘇

【性　味】味辛，性溫。

【功　效】發表散寒，理氣安胎。適用於感冒風寒、咳嗽痰喘、胸腹脹滿、胎動不安等，對癌細胞亦有輕度的抑制作用。

【食藥方】紫蘇葉可做家常食用，如做粥、湯或涼拌。

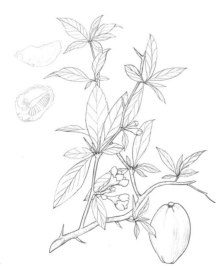

木瓜

【性　味】味酸，性溫。

【功　效】舒筋活絡，和胃化濕。

【食藥方】木瓜丸（《楊氏家藏方》）：以木瓜為主，合吳茱萸製成丸，並以牛膝酒送服，用於風濕所致的手足腰膝不能舉動。

食藥養生

137

調肝類——香櫞・佛手

香櫞，味辛、苦、酸，性溫。有疏肝理氣、順氣化痰、降逆和中的功效。佛手，味辛、苦，性溫。有疏肝理氣、和胃化痰的功效。

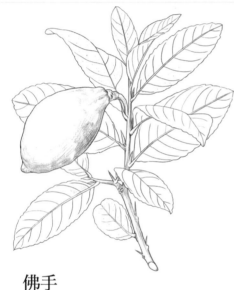

香櫞

【性　味】味辛、苦、酸，性溫。

【功　效】疏肝理氣，順氣化痰，降逆和中。一般生藥以順氣祛痰力勝，炒用重在理氣和中。

佛手

【性　味】味辛、苦，性溫。

【功　效】疏肝理氣，和胃化痰。適用於肝氣鬱結，肝胃不和之胸脅脘腹脹痛、噯氣、噁心等。

【食藥方】單用佛手開水沖泡，代茶飲服。將佛手、青皮等理氣類相伍，用於肝胃氣滯之胃痛；或與生薑、半夏配合，用於濕痰咳嗽。

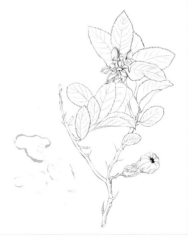

調肝類——菊花・決明子

菊花，味甘、苦，性微寒。有疏風清熱、平肝明目的功效。決明子，味甘、苦、鹹，性微寒。有清肝明目、通便的功效。

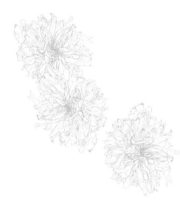

菊花

【性　味】味甘、苦，性微寒。

【功　效】疏風清熱，平肝明目。主風頭眩腫痛、目欲出、淚出、皮膚死肌、惡風、濕痹。久服利血氣，輕身，耐老延年。

【食藥方】菊花酒（《聖惠方》）：以菊花如法釀酒飲服，用治風頭眩。

杞菊地黃丸（《醫級寶鑒》）：以菊花為主，配伍枸杞子，用治肝腎不足、虛火上炎引起的目疾。

菊花飲：單用菊花一味，泡花飲服，用於高血壓、冠心病、動脈硬化。

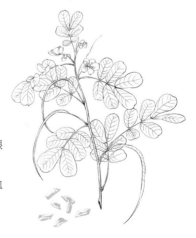

決明子

【性　味】味甘、苦、鹹，性微寒。

【功　效】清肝明目，通便。主青盲、目淫、膚赤、白膜、眼赤痛、淚出。久服益精光，輕身。

【食藥方】常泡茶飲服，用於預防和治療高血壓病、高脂血症、慢性便秘及卒中後頑固性便秘。

理肺類——杏仁・橄欖

杏仁，味苦，性溫。有降氣化痰、止咳平喘、潤腸通便的功效。橄欖，味甘、酸、澀，性平。有理肺利咽、生津止渴、解毒的功效。

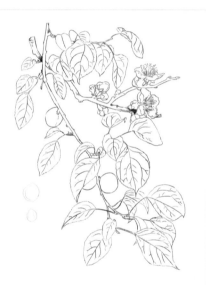

杏仁

【性　味】味苦，性溫。

【功　效】降氣化痰，止咳平喘，潤腸通便。適用於外感咳嗽、氣喘、痰多及腸燥便秘等。

【食藥方】用帶皮苦杏仁及去皮炒熟苦杏仁研碎，各加等量冰糖，分別製成苦杏仁糖，早晚各服 9 克，10 日為 1 療程，治療老年性慢性支氣管炎效果佳。

橄欖

【性　味】味甘、酸、澀，性平。

【功　效】清肺利咽，生津止渴，解毒。適用於肺熱咳嗽、咽喉腫痛等。

【食藥方】青龍白虎湯（《王氏醫案》）：與生蘿蔔水煎服，對時行風火喉痛有良效。

預防流行性感冒、上呼吸道感染，用白蘿蔔 60 克、橄欖 2～3 個，開水泡服或水煎代茶飲。

理肺類——羅漢果・桑葉

羅漢果，味甘，性涼。有清肺化痰、止咳、潤腸的功效。桑葉，味苦、甘，性寒。有疏散風熱、清肝明目的功效。

羅漢果

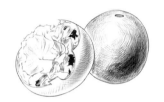

【性　味】味甘，性涼。

【功　效】清肺化痰，止咳，潤腸。主治肺熱或肺燥咳嗽、百日咳、咽痛、失音、腸燥便秘等。

【食藥方】以羅漢果適量，開水沖泡代茶飲。對於急慢性支氣管炎、扁桃體炎、咽喉炎等呼吸道感染，有預防和輔助治療作用。

桑葉

【性　味】味苦、甘，性寒。

【功　效】疏散風熱，清肝明目。主治外感風熱之發熱頭痛，肺熱咳嗽；肝經風熱之目赤流淚；肝虛眩暈等證。

【食藥方】桑葉或合以野菊花、金銀花製成滴眼液，對結膜炎、角膜炎有顯效。

桑葉散可治療盜汗。

清熱類——金銀花‧魚腥草

金銀花，味甘，性寒。有清熱解毒、涼血散風的功效。魚腥草，味辛，性寒。有清熱解毒、排毒消癰、利尿通淋的功效。

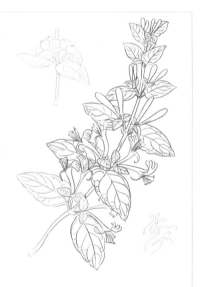

金銀花

【性　味】味甘，性寒。

【功　效】清熱解毒，涼血散風。主治癰腫疔瘡、喉痹、丹毒、風熱感冒、溫病發熱等。

【食藥方】單味金銀花或以金銀花為主的多種復方，用於感冒、流感、上呼吸道感染等的防治，如銀翹散合劑、銀翹散泡劑等，有良好的療效。

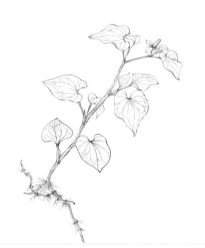

魚腥草

【性　味】味辛，性寒。

【功　效】清熱解毒，排毒消癰，利尿通淋。主治肺癰吐膿、痰熱咳喘、喉蛾、熱痢、癰腫瘡毒、熱淋。

【食藥方】可將單品入饌，如涼拌，做湯羹。

清熱類——鮮芦根·馬齒莧

鮮蘆根，味甘，性寒。有清熱除煩、透疹解毒的功效。馬齒莧，味酸，性寒。有清熱解毒、涼血消腫的功效。

鮮芦根

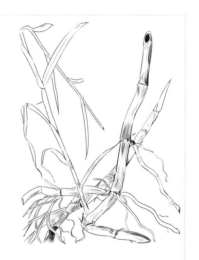

【性　味】味甘，性寒。

【功　效】清熱除煩，透疹解毒。適用於熱病煩渴、胃熱嘔吐、肺熱咳嗽、肺癰吐膿、熱淋、麻疹等。為利尿、解毒藥，能溶解膽液凝石，治黃疸、急性關節炎。

【食藥方】《金匱玉函方》載，取鮮蘆根 15 克，煎水，不拘時飲服。治心胸煩悶、吐逆。

馬齒莧

【性　味】味酸，性寒。

【功　效】清熱解毒，涼血消腫。主治熱毒瀉痢，熱淋血淋，赤白帶下、崩漏、痔瘡癰腫、丹毒等病症。

【食藥方】鮮馬齒莧水煎服，對於急慢性細菌性痢疾、慢性結腸炎、帶狀皰疹及蕁麻疹、百日咳均有良好的效果。

食藥養生

143

常用養生食藥

清熱類——梔子・槐花

梔子，味苦，性寒。有瀉火除煩、清熱利尿、涼血解毒的功效。槐花，味苦，性寒。有涼血止血、清肝明目的功效。

梔子

【性　味】味苦，性寒。

【功　效】瀉火除煩，清熱利尿，涼血解毒。用於熱病心煩、黃疸尿赤、血淋澀痛、血熱吐血、目赤腫痛、火毒瘡瘍。清熱瀉火多生用，止血常炒用。

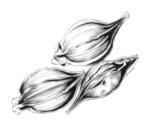

槐花

【性　味】味苦，性寒。

【功　效】涼血止血，清肝明目。適用於腸風便血、痔瘡下血、赤白痢、血淋、崩漏、吐血、衄血、瘡瘍腫毒。清熱降火宜生用，止血宜炒用。

【食藥方】獨行散（《世醫得效方》）：單用炒槐花，隨意服，治卒中失音。現代用於預防卒中。

圖解中醫　養生篇

144

清熱類──蒲公英·鮮白茅根

蒲公英，味苦、甘，性寒。有清熱解毒、消癰散結的功效。鮮白茅根，味甘，性寒。有清熱生津、涼血止血、利尿通淋的功效。

蒲公英

【性　味】味苦、甘，性寒。

【功　效】清熱解毒，消癰散結。可治療婦人乳癰腫、清肺、利膈化痰、散結消癰、養陰、涼血、舒筋、固齒、通乳、益精。

【食藥方】《梅師集驗方》載，用蒲公英搗爛外敷患處，治產後不哺乳、乳汁蓄積作癰者。

《外科正宗》載，治乳癰方，則將蒲公英加酒煮沸存渣，以渣外敷患處，並飲酒，治乳癰初起、腫痛未成膿者。

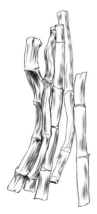

鮮白茅根

【性　味】味甘，性寒。

【功　效】清熱生津，涼血止血，利尿通淋。適用於熱病煩渴或肺胃熱盛之喘咳、嘔逆、血熱出血、水腫以及黃疸等症。能下五淋，除客熱在腸胃，止渴，堅筋，治婦人崩中。久服利人。

【食藥方】可用於腎炎的輔助治療或保健，用乾白茅根 250 克，水煎分服，利尿消腫，降壓。

通便類——火麻仁·郁李仁

火麻仁,味甘,性平。有養陰潤燥滑腸、活血通淋的功效。鬱李仁,味辛、苦、甘,性平。有潤腸通便、下氣利水的功效。

火麻仁

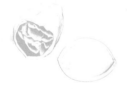

【性　味】味甘,性平。

【功　效】養陰潤燥滑腸,活血通淋。主補中益氣,肥健不老。主卒中汗出,逐水,利小便,破積血,復血脈,乳婦產後餘疾;長髮,可為沐藥。

【食藥方】麻仁丸(《濟陰綱目》):以麻仁為主,治產後失血過多、津液枯竭、大便閉澀。

郁李仁

【性　味】味辛、苦、甘,性平。

【功　效】潤腸通便,下氣利水。主治腸燥便秘、水腫、小便不利、腳氣腫滿等。其主大腹水腫,面目、四肢浮腫,利小便水道。李東垣引《本草綱目》文,言其"專治大腸氣滯,燥澀不通"。

【食藥方】單味或與火麻仁、萊服子配合使用,對多種便秘有效。

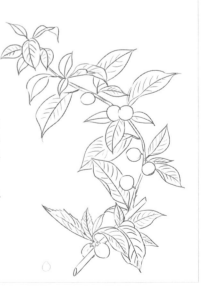

化痰化瘀類——昆布‧胖大海

昆布，味鹹，性寒。有消痰軟堅、利水消腫的功效。胖大海，味甘，性寒。有清肺利咽、清熱通便的功效。

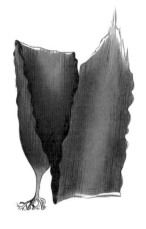

昆布

【性　味】味鹹，性寒。

【功　效】消痰軟堅，利水消腫。主十二水腫，癭瘤聚結氣，瘻瘡、噎嗝。

【食藥方】昆布溫水泡後煮熟，如常法涼拌，長期食用，有促進排便作用。

胖大海

【性　味】味甘，性寒。

【功　效】清肺利咽，清腸通便。可治慢性咽炎、熱結便秘。

【食藥方】《慎德堂方》載，胖大海 3 枚、甘草 3 克，燉茶飲服。用於外邪引起的乾咳失音、咽喉燥痛、牙齦腫痛。胖大海 4～6 枚泡水頻飲，可治療慢性咽炎、急慢性扁桃體炎。

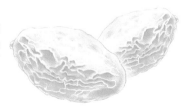

化痰化瘀類——桃仁

桃仁，味苦、甘，性平。有活血祛痕、潤腸通便、止咳平喘、解毒殺蟲的功效。

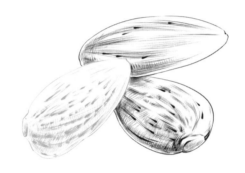

桃仁

【性　味】味苦、甘，性平。

【功　效】活血祛痕，潤腸通便，止咳平喘，解毒殺蟲。主瘀血、血閉、癥瘕邪氣，殺三蟲，治大便血結、血秘、血燥，通潤大便。

【食藥方】《萬病回春》載，用生桃仁合韭菜汁，治食鬱久、胃脘瘀血作痛。桃仁常用於老年慢性病瘀血阻滯者，如冠心病、糖尿病、腦血管病及其後遺症等，也可用於外傷性胸痛。多以桃仁為主，或配伍其他活血化瘀之藥。

其他種類──葛根‧薤白

葛根，味甘、辛，性平。有解肌發表、生津止渴、升陽止瀉的功效。薤白，
味辛、苦，性溫。有理氣寬胸、通陽開痹的功效。

葛根

【性　味】味甘、辛，性平。

【功　效】解肌發表，生津止渴，升陽止瀉。用於外感發熱、頭項強痛、
　　　　　麻疹初起、疹出不暢、溫病口渴、消渴病、泄瀉、痢疾等。

【食藥方】《千金方》載，治酒醉不醒，用生葛根汁一斗二升飲服。

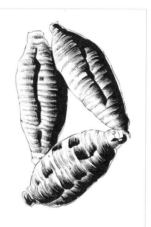

薤白

【性　味】味辛、苦，性溫。

【功　效】理氣寬胸，通陽開痹。主治胸痹疼痛、胸脘痞悶、咳
　　　　　嗽痰多、脘腹疼痛、瀉痢後重、白帶、癰腫瘡癤等。

【食藥方】可生食，或以麻油、醋、鹽醃製食用。

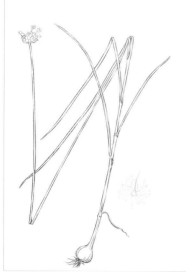

食藥養生

傳統運動養生

傳統運動養生法是運用傳統的導引、吐納、按蹺方法進行鍛煉，通過活動筋骨關節、調節氣息、寧心安神，以疏通經絡、行氣活血、和調臟腑，進而達到增強體質、益壽延年的目的。傳統運動養生的主要流派包括：醫家養生派、儒家養生派、道家養生派、佛家養生派、武術養生派、民間養生派等。常用的傳統運動養生法有：八段錦、易筋經、五禽戲、六字訣、太極拳等。

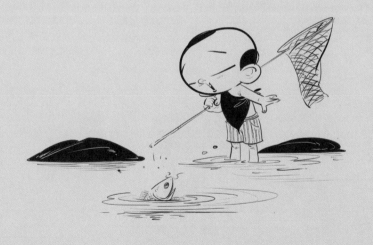

傳統運動養生作用機制

通過運動導引、呼吸調息、意守靜養等方法和手段，可以達到暢通氣血經絡、調節臟腑功能、和暢精神情志、培育元真之氣、強健軀體筋骨的養生保健功效。

通暢經絡氣血

藉助肢體的拉伸，牽拉肌肉經筋，進而引動經絡、暢通氣血，如"易筋經"。

通過牽動經絡的根結調動經絡氣機，如"形神莊"。

通過意守或拍打、按摩某經絡上的穴位，來激發經絡氣機。

調節臟腑功能

通過經絡系統調節臟腑功能。

通過發音調整臟腑功能，引導臟腑氣機的開合出入，如"六字訣"。

採用呼吸吐納，尤其是腹式呼吸，來導引臟腑氣機的升降。

和暢精神情志

強調意識的運用貫穿始終做到精神放鬆，形意相合神注莊中，氣隨莊動。練過程中，注重形體導引與神相配合，做到形神合一以利於心神的寧靜。

養生運動方法中有些特定作對神有直接調節作用如"易筋經"中的"青龍爪式"。

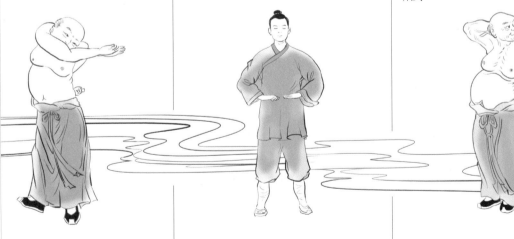

培育元真之氣

運用意識,調節呼吸及動作來調控機體信息、能量、物質的轉化,積精全神,從而精充氣足神旺,祛病延年。

强健軀體筋骨

運動肢體,抻筋拔骨,牽拉各部位大小肌群和筋膜,促進活動部位的氣血暢通,提高肌肉、肌腱、韌帶等組織的柔韌性、靈活性和骨骼、關節、肌肉等組織的活動功能,以達到强筋壯骨的目的。

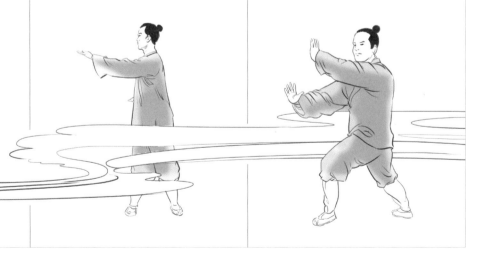

傳統運動養生流派

傳統運動養生流派紛呈，主要有六大流派：醫家養生派、道家養生派、儒家養生派、佛家養生派、武術養生派、民間養生派等。就健身養生法而言，其間並無嚴格的界限。

醫家養生派

以防治疾病、保健強體為目的。

放鬆功、內養功、強壯功、五禽戲、保健功等，都是以醫療保健為目的，都可看作醫家養生法。

道家養生派

以抱一守中、修煉成丹、性命雙修、返璞歸真為目的。

道家修煉養生始於老子和莊子，主張"道法自然""虛靜無為"。

道家常用的導引、吐納、抱一、煉丹、胎息等養生方法都是"修道和養壽"的。

儒家養生派

講究坐忘，以靜坐、修身養氣為目的。

坐忘，坐到忘掉一切，不知自己軀體的存在。

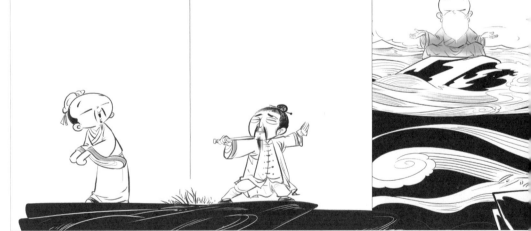

佛家養生派

強調精神解脫，淨化心靈的修煉，講求"四大皆空""普渡眾生"，以達到脫離生死輪迴的"涅槃"境界。

小乘佛教注重戒、定、慧[*]三學，是在身心修煉的基礎上，達到健身養性的最高境界。

武術養生派

以強健身體、攻防技擊為目的。

鍛練中講意與氣合、氣與力合，動作中講氣貫四梢、動靜錘鍊。

以練意練氣為主、動作柔和的軟功，適用於中老年人，如少林內功、太極拳等。

民間養生派

在民間，有許多師徒相承的養生方法，因多為口耳相傳，所以流傳後世的較少。

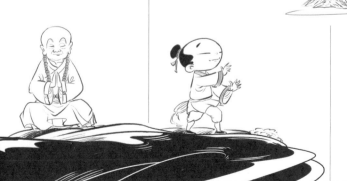

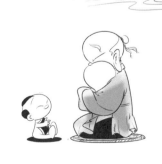

傳統運動養生

＊戒、定、慧：戒，指戒律，用堅強的信念來控制自己的心理和行為，完善道德修養；定，指禪定，內心處於平靜、安寧、專一的狀態；慧，指培養智慧。

八段錦

八段錦於北宋期間已廣泛流傳，明代以後廣見於養生著作中。八段錦之所以得名，是因為該運動健身法的八組動作及其效應，被比喻為華美絲帛、錦繡，以顯其珍貴，稱頌其精練完美的編排和良好的祛病健身作用。

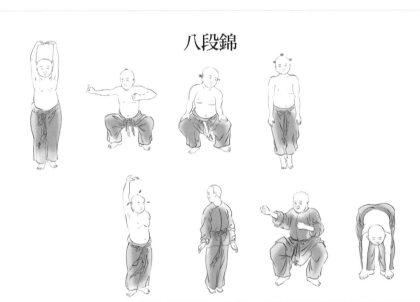

八段錦

功法特點

臟腑分綱　經絡協調　以臟腑經絡的特徵來安排導引動作。每組動作都各有側重，又注重各組間功能效應的呼應協調，可全面調整臟腑功能及人體的整體生命活動狀態。

神為主宰　形氣神合　將意識貫注到形體動作中，使形神結合；意識的調控和形體的導引，促使真氣在體內的運行，達到意識貫注到形體中、氣隨形動的意境。

對稱和諧　動靜相兼　每一式的動作之間都表現出對稱和諧的特點，形體動作在意識的導引下，清靈活潑，貫穿自然，體現出內實精神、外示安逸、虛實相生、剛柔並濟的神韻。

常用傳統運動養生法

易筋經 *

易筋經宋元以前僅流傳於少林寺僧眾之中，自明清以來日益流行，並演變為多個流派。"易筋經"是通過形體的牽引伸展、抻筋拔骨來鍛煉筋骨、筋膜，調節臟腑、經絡，變易強壯身形的健身鍛煉方法。

易筋經

功法特點

抻筋拔骨 形氣並練 從練形入手，以神為主宰，形氣並練，通過形體動作的牽引伸展，抻筋拔骨來鍛煉筋骨、筋膜，藉以通暢十二經絡與奇經八脈的氣機，調節臟腑功能。

疏通夾脊 刺激背俞 功法中俯仰、側彎及旋轉動作較多，通過脊柱旋轉屈伸運動以刺激背部的腧穴，疏通夾脊，暢通任督二脈，調節臟腑功能，達到健身防病、延年益壽的功效。

傳統運動養生

* 易筋經：易為變易、改變之意；筋指筋肉、經筋；經指規範、方法。

157

太極拳

"太極"取義於《易經》陰陽動靜理論、盈虛消長的變化。整個運動過程貫穿著"陰陽"和"虛實",其運動方式圓活如環,循環往復。通過形體導引,將意、氣、形結合成一體,使人體精神和悦、經絡氣血暢通、臟腑功能旺盛,以達到"陰平陽秘"的健康狀態。

太極拳

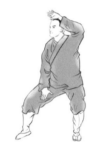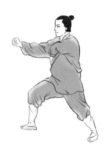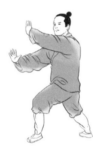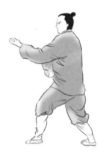

功法特點

勢正招圓　陰陽相濟　形體動作以圓為基礎,一招一式均由各種圓弧動作完成。拳路招式又構成了太極圖形,其勢端正,不散漫蜷縮。太極拳動作圓滿,舒展不拘束,不僵硬,招招連綿不斷,一氣呵成。

神注莊中　意隨莊動　要求手、眼、身、法、步動作協調。注重心靜意導,形神兼備。其拳形為"太極",拳意也在"太極",以太極之動而生陽、靜而生陰,激發人體自身的陰陽氣血,以意領氣,運於周身,像圓環一樣,周而復始不斷絕。

呼吸均匀　舒展柔和　要求呼吸匀、細、長、緩,並以呼吸配合動作,導引氣機的開合出入。通常,吸氣時動作為合,呼氣時動作為開。動作宜平穩舒展,柔和不僵。

常用傳統運動養生法

五禽戲

五禽戲是通過模仿虎、鹿、熊、猿、鳥五種禽獸的動作而創編成的導引健身法。該法最早出自東漢末年的名醫華佗及弟子吳普，據傳是根據《呂氏春秋》形氣理論與《淮南子》中六種動物的動作而創編的。

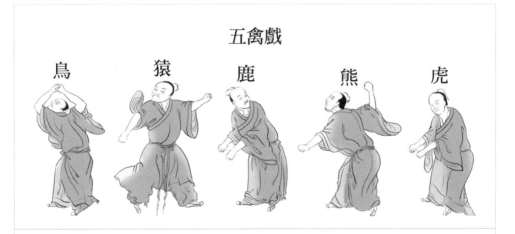

功法特點

模仿五禽　形神兼備　模仿動物的形態動作，以動為主，通過形體動作的引導，引動氣機升降開合。動作上要求體現出虎的威猛、鹿的安適、熊的沉穩、鳥的輕捷、猿的靈巧；在內在神意上還要兼具"五禽"神韻。

活動全面　大小兼顧　體現身體軀幹的全方位運動，包括前俯、後仰、側屈、擰轉、開合、縮放等姿勢，對頸椎、胸椎、腰椎等部位都可有效鍛煉，並牽拉背部督脈及膀胱經，刺激背部腧穴。兼顧手指、腳趾等小關節運動，通過活動十二經絡末端以通暢經絡氣血。

動靜結合　練養相兼　以動為主，舒展形體，活動筋骨，暢通經絡，同時在功法的起勢和收勢及每一戲結束後，配以短暫的靜功站樁，以誘導練功者進入相對平穩的狀態和"五禽"的意境中，以此調整氣息，寧靜心神。

常用傳統運動養生法

六字訣

六字訣為呼吸吐納法，通過"呬、呵、呼、噓、吹、嘻"六字發音口型、唇齒喉舌的用力不同，充分誘發和調動臟腑的潛在能力來抵抗疾病的侵襲，防止早衰。六字訣最早見於陶弘景的《養性延命錄》，明以後多配有各種動作。

六字	噓	呵	呼	呬	吹	嘻
臟腑	肝	心	脾	肺	腎	三焦
功能	平肝氣 對治目疾、肝腫大、胸脅脹、食慾不振、頭暈目眩等症	補心氣 對治心悸、心絞痛、失眠、健忘、口舌糜爛等症	培脾氣 對治腹脹、腹瀉、四肢疲乏、食慾不振、肌肉萎縮、水腫等症	補肺氣 對治外感傷風、發熱咳嗽、痰涎上湧、呼吸急促而氣短等症	補腎氣 對治腰膝酸軟、盜汗、遺精、陽痿、早泄、子宮虛寒等症	理三焦 對治三焦不暢而引起的眩暈、耳鳴、喉痛、胸腹脹悶、小便不利等症

功法特點

以音引氣　調節臟腑　通過特定的發音來引動與調整體內氣機的升降出入。以"噓、呵、呼、呬、吹、嘻"六種不同的特殊發音，分別與肝、心、脾、肺、腎、三焦六個臟腑相聯繫，達到調整臟腑氣機的目的。六字的發音和口型有其相應特殊規範，目的在於通過發音來引動相應臟腑的氣機。

吐納導引　音息相隨　每一訣的動作安排、氣息調攝都與相應臟腑的氣化特徵相一致，如肝之升發、腎之蟄藏等。練習中注重將發音與調息吐納及動作導引相配合，使發音、呼吸、動作導引協調一致，相輔相成，起到暢通經絡氣血、調整臟腑功能的作用。

舒展圓活　動靜相兼　動作舒展大方，柔和協調，圓轉靈活，如行雲流水，表現出安然寧靜與和諧之美。其吐氣發音要求勻細柔長，配合動作中的靜立養氣，使整套功法表現出動中有靜、靜中有動、動靜結合的意韻。

圖解中醫　養生篇

針灸養生

【點睛之語】

針灸養生＊是在中醫理論的指導下，運用針刺和艾灸等方法，通過作用於機體的經絡腧穴系統，激發經氣、調整臟腑而產生防治疾病、養生保健效應的一種養生保健療法。它不僅是中醫外治療法的重要手段，也是中醫養生的一大特色。毫針刺法、灸法、拔罐、穴位敷貼、刮痧都屬於針灸養生的範疇。

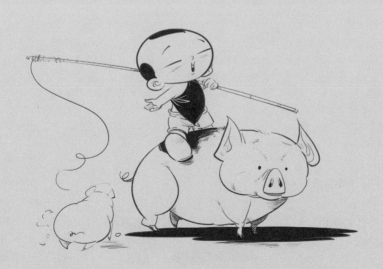

＊注意 "針灸養生" 一章中有關針刺法、灸法、拔罐、敷貼等內容僅供讀者了解、參考。若欲以針灸方法進行治療保健，須經專業中醫師診斷施治，切勿自行嘗試。

針灸養生作用機制

針灸養生是通過經絡可傳導內外感應這一生理功能，實現補虛瀉實、調節臟腑、平衡陰陽，從而防病健身的。通過針灸的作用，可以發揮機體固有的潛力，調整機體的內部功能，達到臟腑、氣血、陰陽、經絡的完善狀態。

疏通經絡，調和氣血

氣血是人體生命活動的物質基礎，依賴經絡的傳注而輸佈於周身，發揮推動、溫煦、氣化、固攝、防禦、營養等作用。經絡暢通，氣血調和，才能使臟腑發揮正常功能，才能形神安泰。

運用針灸在腧穴部位進行適量刺激，可使瘀阻的經絡通暢而發揮其正常生理功能，從而"疏其血氣，令其條達，而致和平"。

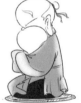

平衡陰陽，協調臟腑

陰陽平衡是人的健康狀態。針灸養生在協調陰陽方面，表現出積極的雙向調節作用，使陰陽偏盛、偏衰的情況能夠及時糾正，最終實現臟腑協調、防病健身、益壽延年的目的。

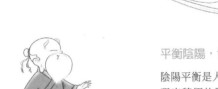

針灸平衡陰陽、協調臟腑的作用，基本上是通過經絡陰陽屬性、經穴配伍和針灸手法來完成的。

例如，採用針灸法作用於足太陰脾經，可以健脾氣，壯脾陽。

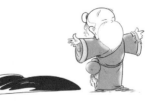

針灸養生包括毫針刺法、艾灸、拔罐、穴位敷貼、刮痧、皮膚針、皮內針、穴位埋線等多種方法。近代針灸學家結合全息理論，創立了頭針、耳針、面針、眼針、手足針、腕踝針等療法。現代還有電針、激光針、微波針、藥物離子導入療法及經絡導平療法等。

主要的針灸保健療法

毫針刺法　　　　　　　　灸法　　　　　　　　拔罐

穴位敷貼　　　　　　　　刮痧

毫針刺法——針具

毫針刺法就是將針刺入穴位後，通過提、插、捻、轉等手法，使之"得氣*"，從而產生針效的方法。針刺對人體具有整體性、雙向性的調整作用，並可對機體產生不同程度的良性影響，調節內環境，從而達到養生保健的目的。毫針的種類較多，現在臨床上多採用不鏽鋼針。

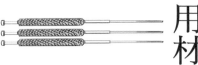

用材

不鏽鋼針　硬度適中，富有彈性和韌性，能防鏽、耐熱、防止化學腐蝕。

金針、銀針　傳熱、導電性能優於不鏽鋼針，但針體較粗，強度、韌性差，價格昂貴，臨床很少應用。

普通鋼針、銅針、鐵針　易鏽蝕，彈性、韌性、強度差，故除偶用於磁針療法外，臨床已不採用。

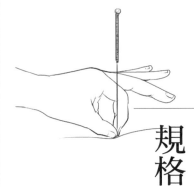

規格

以針身的長短和針身的粗細來分。要根據患者形體的胖瘦、穴位的深淺來選擇，還要根據不同病情、體質及年齡加以調整。

頭面部、肌肉淺薄處腧穴及體質較弱者多選用短毫針。

臀部、腿部肌肉豐厚處腧穴及體質壯實者多選用較長毫針。

使用毫針還需經常檢查針尖是否有鈎，以及針身和針柄結合部是否有斷裂，確信無誤後方可使用。

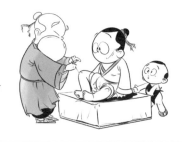

* 得氣：也稱針感，是將針刺入腧穴後所產生的經氣感應。得氣時，施術者會感到針下有徐和或沉緊的感覺；被施者也同時有針下的酸、麻、脹、重感，或沿著一定部位、向一定方向擴散傳導的感覺。中醫認為，針刺得氣，治療才能有效；未得氣，即使刺多少次也無濟於事。如果針刺未能得氣則應考慮取穴、手法或針刺角度是否得當。

毫針刺法──針刺體位

選擇體位的原則是有利正確的定位選穴和便於順利進行操作，既要舒適又能持久。常用體位有三種坐位和三種臥位。

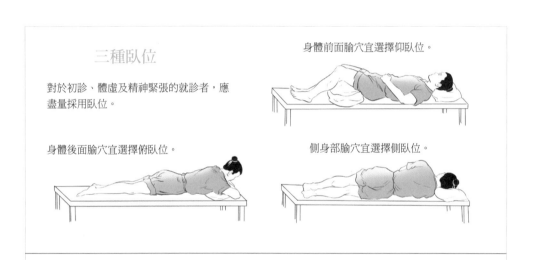

三種臥位

身體前面腧穴宜選擇仰臥位。

對於初診、體虛及精神緊張的就診者，應盡量採用臥位。

身體後面腧穴宜選擇俯臥位。

側身部腧穴宜選擇側臥位。

三種坐位

頭、顏面、頸前、肩臂的腧穴可選擇仰靠坐位。

後頭、肩背部的腧穴可選擇俯伏坐位。

面頰、耳前後等處的腧穴可選擇側伏坐位。

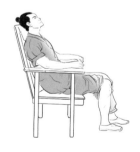

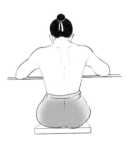

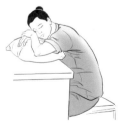

針灸養生

毫針刺法——針刺方法（持針法）

毫針刺法的針刺方法主要包括持針法、進針法、行針手法、催氣法、守氣法、行氣法、針刺補瀉、留針、出針等。持針的方法因針的長短而有所不同，主要分為兩指持針法和多指持針法。

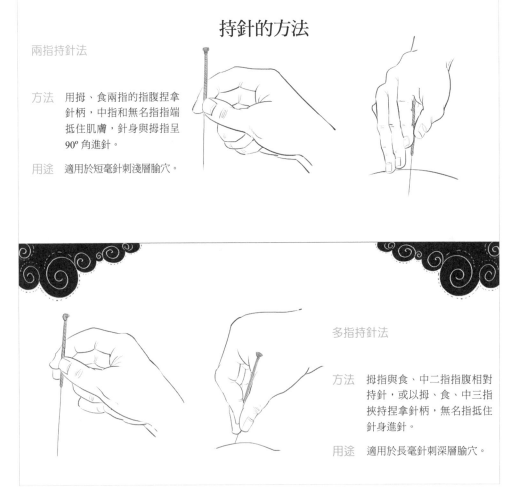

持針的方法

兩指持針法

方法　用拇、食兩指的指腹捏拿針柄，中指和無名指端抵住肌膚，針身與拇指呈90°角進針。

用途　適用於短毫針刺淺層腧穴。

多指持針法

方法　拇指與食、中二指指腹相對持針，或以拇、食、中三指挾持捏拿針柄，無名指抵住針身進針。

用途　適用於長毫針刺深層腧穴。

毫針刺法——針刺方法（進針法）

進針是針具刺透皮膚達到穴位的過程，是針灸施術的第一關，要求迅速、準確、無痛或少痛。一般將持針的手稱為"刺手"，按壓所刺部位或輔助針身的手稱為"押手[*]"。

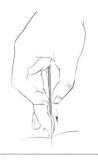

常用的進針方法

單手進針法

用刺手拇、食指夾持針柄或針體，中指指腹抵住針身下段，指端緊靠穴位，當拇、食指向下用力進針時，中指隨之屈曲，將針刺入，直刺入所需的深度。此法多用於較短的毫針。

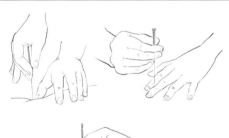

双手進針法　以双手配合，協同進針。

◎夾持進針法　用押手拇、食兩指捏住針身下段，露出針尖，刺手拇、食指夾持針柄，針尖對準穴位，在接近穴位皮膚時，雙手配合，迅速將針刺入並達到一定深度。多用於長針的進針。

◎指切進針法　用押手拇指或食指尖按壓在腧穴旁，針尖靠近指甲刺入腧穴。多用於短針的進針。

◎舒張進針法　用押手拇、食兩指將所刺腧穴的皮膚向兩側撐開，使皮膚繃緊，易於進針。適用於皮膚鬆弛的部位，特別是腹部腧穴的進針。

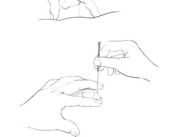

◎提捏進針法　用押手拇、食兩指將針刺部位的皮膚捏起，刺手持針從提起部的上端進針。適用於皮肉淺薄的部位，特別是面部腧穴的進針。

＊押手：押手的作用是固定腧穴位置，或使針身有所依附及減輕進針時的疼痛感，確保無痛進針。

毫針刺法——針刺方法（行針手法）

行針，又稱運針，是針刺達腧穴後所施行的進退、捻轉、提插等操作方法，目的是促進針刺感應，調整針感強弱及傳導方向。行針手法包括基本手法和輔助手法兩類。

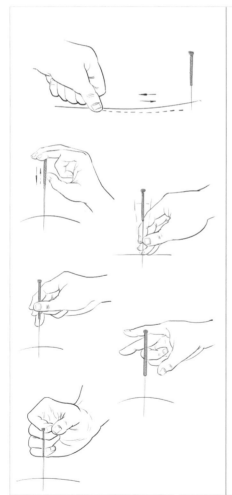

基本手法 主要由提插和捻轉兩種手法構成。

◎提插法 針尖刺入一定深度後，持針者施行上下進退的行針手法，即將針旋由淺層插入深層，再由深層提至淺層，如此反覆地上下提插。

◎捻轉法 針刺達到一定深度後，施術者將針旋轉捻動，如此反覆多次。捻轉的幅度一般在180°～360°。

輔助手法 輔助基本手法以加強針刺感應。

◎爪切法 定位後用指甲按掐穴位以輔助進針的手法。爪法是以押手拇指指甲在穴位掐壓成"十"字痕，以固定穴位協助進針。切法是以押手拇指指甲在所針穴位周圍掐切，如刀割之狀，主要著力於穴位皮下，以促進經脈氣血運行，使進針後容易得氣。

◎搗法 進針後，在原來的深度不斷提搗針體的一種快速提插法，用以加強針感，促使針感傳導擴散。搗時以腕的振顫為主而行針。

◎顫法 是在進針後以小幅度、高頻率捻轉提插催氣、行氣的手法。顫法以手指的顫動為主，貴在"細細動搖"。

此外，還有搓法、彈法、刮法、搖法、飛法等輔助手法。

常用針灸養生法

毫針刺法——針刺方法（針刺補瀉）

針刺補瀉是針對疾病虛實而施用的手法。能使機體由虛弱狀態恢復正常的手法稱"補法"；能使機體由亢盛狀態恢復正常的手法稱"瀉法"。常用補瀉法有徐疾補瀉法、提插補瀉法、捻轉補瀉法、呼吸補瀉法、開闔補瀉法和熱補法、涼瀉法等。

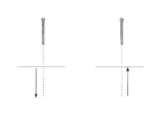 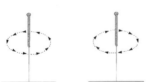 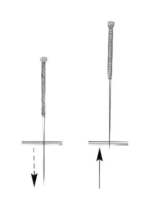	**捻轉補瀉** 捻轉角度小、頻率慢、用力輕、時間短為補法。 捻轉角度大、頻率快、用力重、時間長為瀉法。 **提插補瀉** 重插輕提、幅度小、頻率慢、時間短為補法。 輕插重提、幅度大、頻率快、時間長為瀉法。 **平補平瀉** 均勻的捻轉提插法。 **徐疾補瀉** 徐徐進針、少捻轉、疾出針為補法。 疾進針、多捻轉、徐徐出針為瀉法。 **迎隨補瀉** 針尖順經而刺為補法。 針尖逆經而刺為瀉法。 **開闔補瀉** 出針時捫按其穴孔為補法。 出針時搖大針孔而不立即揉按為瀉法。 **呼吸補瀉** 呼氣進針、吸氣出針為補法。 吸氣進針、呼氣出針為瀉法。

毫針刺法——針刺方法（留針與出針）

留針是指針刺得氣施行手法後，將針留置於穴中一定時間的過程。留針可以加強針刺感應，延長刺激作用，起候氣、調氣作用。出針又稱退針、起針，是針刺過程的最後一環，針刺達到一定要求後便可出針。

留針

靜留針法

方法：針下氣至後，將針留置穴中，不施手法。一般靜留針 30 分鐘左右。

適應證：虛證、寒證或針感耐受性差者。

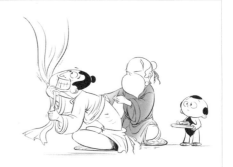

動留針法

方法：針刺施行手法後，將針留置穴中，反覆間歇運針。一般每間隔 10 分鐘行針 1 次，3 次後出針。

適應證：針後經氣不至。留針可以將留針前後多次運針操作的刺激量綜合在一起，可以起候氣、催氣和增強針感的作用。

出針

出針時應根據不同情況，選用不同出針方法。

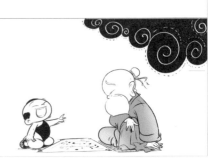

常用針灸養生法

毫針刺法——常用穴位

毫針刺法的常用穴位有足三里、關元、氣海、曲池、三陰交等。

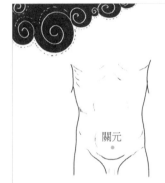
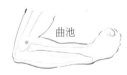
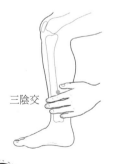

足三里 在外膝眼下 3 寸，距脛骨前嵴外一橫指處。是全身性強壯要穴，可健脾胃，助消化，益氣增力，提高人體免疫功能和抗病能力。

關元 位於下腹部，前正中線，臍下 3 寸處。為保健要穴，針刺本穴對泌尿、生殖系統以及人體免疫功能有良好的調整作用，可起到養生保健和延緩衰老之功。

氣海 位於下腹部，前正中線，臍下 1.5 寸處。常針刺此穴，有強壯作用。與足三里配合施針，可增強機體免疫功能和抗病能力。

曲池 位於肘外輔骨，屈肘時肘橫紋盡頭處。此穴具有調整血壓、防治老年人視力衰退的功效。

三陰交 內踝高點上 3 寸，脛骨內側面後緣。此穴對增強腹腔諸臟器，特別是生殖系統的功能有重要作用。

針灸養生

毫針刺法──針刺禁忌

毫針刺法適用於許多病症的治療及預防，但在臨床應用過程中，應注意一些施用禁忌。

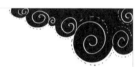
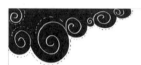

◎施針前，應讓患者休息 5～10 分鐘；對於飢餓、疲勞和精神過度緊張者，首先要消除上述因素再進行治療；體弱多病者應選擇臥位針刺，且手法宜輕，取穴宜少。

◎妊娠婦女一般不宜接受針刺治療，尤其是腰腹部腧穴不宜針刺，四肢部位的合谷、三陰交、崑崙、至陰等穴禁刺，以防流產。

◎施針過程中，應隨時觀察患者對針刺的反應，若患者出現胸悶、面色蒼白、汗出等暈針情況，應立即出針，並採取相應處理措施使其恢復正常。

◎針刺軀幹部腧穴時，須熟知相應臟器的解剖位置，避開臟器進針，並嚴格掌握針刺的深度、角度，避免造成創傷性氣胸和內臟損傷。針刺眼部、頸部和脊椎部腧穴時，也應掌握角度，不宜大幅度施以針刺手法，盡量少留針或不留針。

◎在施行手法或出針時出現針體澀滯或活動困難，即"滯針"，主要由於行針時用力過猛，捻轉、提插時指力不均或向一個方向連續捻轉，或患者體位改變。對於因體位改變而引起的滯針，應恢復原來體位。

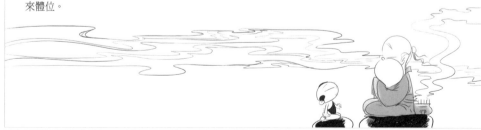

常用針灸養生法

灸法──材料

灸法，是藉灸火的熱力給人體以溫熱性刺激，通過經絡腧穴的作用，來達到養生防病、延年益壽的目的的。施灸的材料以艾葉為主。灸法具有良好的溫補陽氣、活血通絡、防病保健作用，一年四季皆可施用，冬季尤宜。

艾灸的主要材料

艾絨

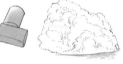

由艾葉加工而成。取陳年熟艾 * 去掉雜質、粗梗，碾軋碎後過篩，去掉尖屑，取白纖絲再行碾軋成絨；也可取當年新艾葉充分曬乾後，多次碾軋，至其揉爛如棉，即成艾絨。

艾卷

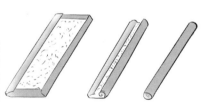

將適量艾絨捏壓成長條狀，軟硬要適度，以利於炭燃為宜，然後將其置於寬約 5.5 厘米、長約 25 厘米的桑皮紙或純棉紙上，再搓捲成圓柱形，最後用面漿糊將紙邊黏合，兩端紙頭壓實，即製成長約 20 厘米、直徑約 1.5 厘米的艾卷。

艾炷

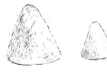

適量艾絨置於平底磁盤內，用食、中、拇指捏成圓柱狀，即為艾炷。艾絨捏壓越實越好。艾炷可製成拇指大、蠶豆大、麥粒大三種，稱為大、中、小艾炷。

間隔物

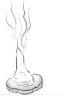

用於間隔灸，如以鮮薑片、蒜片、蒜泥、藥瓶等為間隔物。鮮薑、蒜洗淨後切約 2～3 毫米厚的薄片，並在薑片、蒜片中間用毫針或細針刺成篩孔狀，利於灸治導熱通氣。

針灸養生

*陳年熟艾：選用野生向陽處 5 月長成的艾葉，風乾後在室內放置 1 年後使用，此為陳年熟艾。

灸法——艾灸操作方法

艾灸法可分為艾炷灸、艾條灸和溫針灸三種方法。

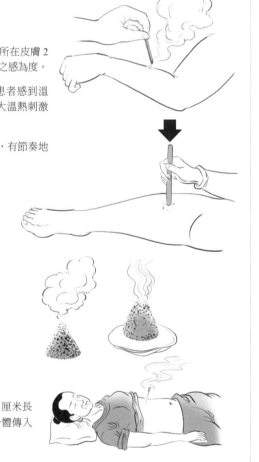

艾条灸

分為溫和灸、熨熱灸、雀啄灸

溫和灸　將艾條一端點燃後，對準穴位，距穴位所在皮膚 2 厘米左右時進行熏烤，以穴位處產生溫熱而無燒灼之感為度。

熨熱灸　將點燃的艾條對準穴位或患部熏烤，患者感到溫熱後，將艾條緩慢地來回移動或做環形移動，擴大溫熱刺激範圍。

雀啄灸　將燃著的艾條對準穴位，像鳥啄食一樣，有節奏地起落，出現熱燙感後就抬起，反覆多次。

艾炷灸

直接灸　將艾炷直接放在穴位上施灸，待艾炷將燃盡時，立刻換新的艾炷。根據病情來決定施灸的壯＊數。

間接灸　就是施灸時用薑片、蒜片等藥物將其與皮膚隔開。

溫針灸

與針灸並用，先將針刺入穴位，得氣後，取 2～3 厘米長艾絨套在針柄上，點燃下端，使艾條的熱量通過針體傳入穴位。

＊壯：每灸一個艾柱為一壯。

灸法——常用穴位

適用於艾灸的常用主要穴位有足三里、中脘、膏肓、湧泉、氣海、關元等。

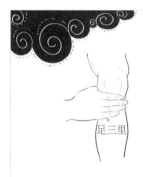

足三里　常灸足三里，可健脾養胃，促進消化吸收，強壯身體，改善人的免疫功能，預防中老年人卒中。

中脘　位於臍上 4 寸處。是強壯要穴。具有健脾益胃、補養後天不足的作用。

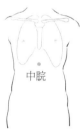

膏肓　位於第 4 胸椎棘突下旁開 3 寸處。常灸膏肓有強壯作用。

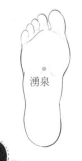

湧泉　腳趾捲屈，在前腳掌中心凹陷處取穴。此穴有補腎壯陽、養心安神作用，常灸此穴可健身強心，益壽延年。

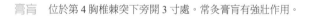

氣海、關元　均為人體強壯保健要穴，能調整和提高人體免疫功能，增強抗病能力。

灸法──艾灸禁忌

艾灸法適用於多種病症的治療及預防，但在臨床應用過程中，需結合病情靈活應用，不能拘泥不變，並應注意相關禁忌。

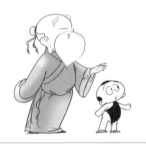

◎穴位艾灸順序。先灸背部再灸胸腹部；先灸上部再灸下部；先灸頭部再灸四肢。

◎壯數。先灸少而後灸多，即由小逐漸增強；就大小而言，先灸小艾炷而後灸大者，每壯遞增。灸療穴位一般 2～3 壯便有補益功效，不宜過多。

◎艾灸後半小時內不要用冷水洗手或洗澡。艾灸後要較平常多飲些溫開水（禁飲冷水或冰水），有助排泄器官排出體內毒素；飯後 1 小時內不宜艾灸。

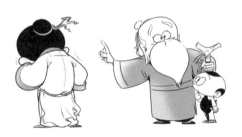

◎脈搏每分鐘超過 90 次以上不要艾灸；過飢、過飽、酒醉禁灸；孕婦禁灸；身體發炎部位禁灸。

◎陰虛陽亢患者及邪熱內熾者禁施灸法；面部有大血管的部位，孕婦的腹部、腰骶部、陰部，不宜施灸。

◎不使用劣質艾條，以免對身體造成傷害。

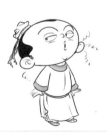

常用針灸養生法

拔罐——用具

拔罐以罐為工具，利用燃火、抽氣等方法排除罐內空氣，造成負壓，使之吸附於腧穴或施術部位的體表，使局部皮膚充血、瘀血，並通過負壓、溫熱等作用，達到強身保健效果。拔罐的常用工具有玻璃罐、竹罐和抽氣罐，其中玻璃罐應用最為廣泛。

常用的拔罐用具

由耐熱玻璃加工製成，形狀如球，下端開口，小口大肚，按罐口直徑及腔大小分為不同型號。

優點 罐口光滑，質地透明，便於觀察拔罐部位，掌握留罐時間，特別適用於走罐、閃罐、刺絡拔罐及留針拔罐。

缺點 導熱快，易燙傷，容易破損。

玻璃罐

通常為直徑 3～5 厘米、長 6～10 厘米的竹管，一端留節作底，另一端作罐口。用刀刮去青皮及內膜，製成形如腰鼓的圓筒，以砂紙磨至罐口光滑平整。

優點 吸附力大，可用於肩背等肌肉豐滿處，也可用於腕、踝、足背、手背、肩頸等皮薄肉少的部位；可放在煮沸的藥液中煎煮後吸拔於腧穴或體表。既可通過負壓改善局部血液循環，又可藉助藥液的滲透起到局部熏蒸作用，形成雙重功效，加強治療作用。

缺點 易燥裂漏氣；不透明，難以觀察罐內皮膚反應，故不宜用於刺血拔罐。

竹罐

抽氣罐

由有機玻璃或透明的工程樹脂材料製成，採用罐頂的活塞來控制抽排空氣，利用機械抽氣原理使罐體內形成負壓，使罐體吸附於選定的部位。

優點 不用火、電，排除了不安全隱患，不會燙傷皮膚；操作簡便，可普遍用於個人和家庭的自我醫療保健。

缺點 無火罐的溫熱刺激效應。

針灸養生

拔罐——操作方法

從吸拔的方式上可分為火罐法、抽氣法和水罐法；從運用方法上可以分為留罐法、閃罐法、走罐法、刺血（刺絡）拔罐法、留針拔罐法、藥罐法。

拔罐的方法

从吸拔方式上分

火罐法

◎閃火法　用鑷子夾著燃燒的酒精棉球，在火罐內繞一圈後，迅速退出，快速地將罐扣在相應穴位上。

◎投火法　將紙片或酒精棉球點燃後，投入罐中，迅速將火罐扣在皮膚上。

◎貼棉法　用大小適宜的酒精棉一塊，貼在罐內壁下 1/3 處，用火將酒精棉點燃後，迅速將罐扣在相應部位上。

抽氣法　將備好的抽氣罐扣在患處，用抽氣筒將罐內的空氣抽出，使罐內形成負壓，從而使其吸附的皮膚上。

水罐法　將竹罐倒置於鍋內煮沸，用鑷子夾住竹罐底部，取出，迅速用涼毛巾緊捫罐口，立即將之扣在應拔的部位。

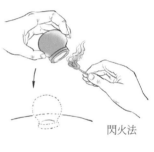

閃火法

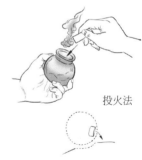

投火法

從運用方法上分

留罐法、閃罐法、走罐法、刺血（刺絡）拔罐法、留針拔罐法、藥罐法。

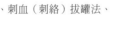

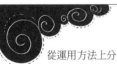

拔罐——常用穴位

常用的主要拔罐穴位有背俞穴、湧泉、三陰交、神闕、關元、膻中、大椎、內關、合谷等穴位。

常用拔罐穴位

背俞穴　大體依臟腑位置而上下排列，共 12 穴。在此線上拔罐，可暢通五臟六腑的經氣，調理其生理功能，促進全身氣血運行。

湧　泉　於此穴拔罐可排除體內的濕毒濁氣，疏通腎經，使腎氣旺盛。配伍足三里可使人精力充沛，延緩衰老。

三陰交　可調理肝、腎、脾三經的氣血，健脾利濕，疏肝補腎，使先天之精旺盛，後天氣血充足，延年益壽。

神　闕　將調節經絡、氣血運行的樞紐，起到健脾強腎、和胃理氣、行氣利水、散結通滯、活血調經的作用。

足三里　可調節機體免疫力，增強抗病能力，起到調理脾胃、補中益氣、通經活絡、疏風化濕、扶正祛邪的作用。

關　元　常於此穴拔罐，同時配合艾灸，可溫通經絡、固本培元，補虛益損，壯大元氣。

膻　中　該穴有調理人體氣機的功能，用於預防一切氣機不暢的病變。

大　椎　可調節陰陽、疏通經絡、清熱解毒、預防感冒，增強身體免疫力。

內　關　可對心血管疾病、肺病、胃腸道疾病起到預防作用。

合　谷　可使牙齒健康，大便通暢，排除毒素，美容養顏，延緩衰老。

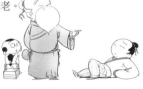

常用針灸養生法

拔罐——拔罐禁忌

拔罐療法操作簡單，適用廣泛，在民間較受歡迎，但在實際運用中，應正確掌握操作技術，並注意相關事項。

切忌火燒罐口，以免燙傷皮膚。留罐時間不宜超過 20 分鐘，否則會損傷皮膚；皮膚過敏、潰瘍、水腫及心臟、大血管部位忌拔罐。

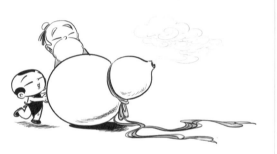

重度心臟病患者，心力衰竭者，呼吸衰竭者，肺結核活動期、有出血傾向及嚴重水腫者，重度神經質、抽搐、狂躁者，不能拔罐。

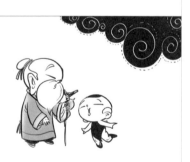

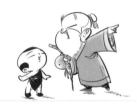

孕婦的腰骶、下腹部均不宜拔罐；女性經期不能拔罐。

穴位敷貼——藥物與劑型

穴位敷貼是將中藥配製成丸、散、膏等劑型，施於腧穴或患病部位，利用中藥對穴位的刺激作用來保健養生及防治疾病的方法。中藥穴位敷貼療法為中醫外治法，可發揮藥物和經絡腧穴的雙重作用，通過皮膚給藥避免了對肝和腸道刺激，療效確切，不良反應小。

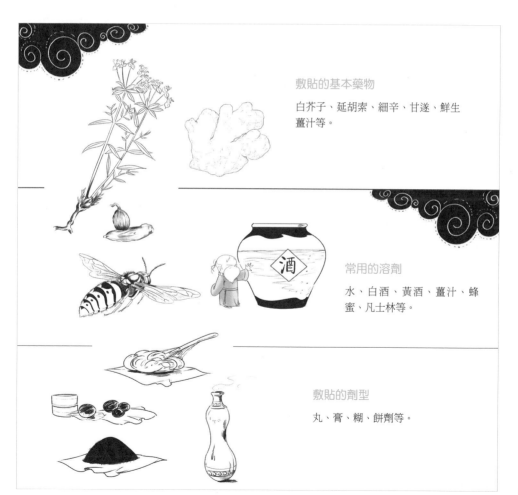

敷貼的基本藥物

白芥子、延胡索、細辛、甘遂、鮮生薑汁等。

常用的溶劑

水、白酒、黃酒、薑汁、蜂蜜、凡士林等。

敷貼的劑型

丸、膏、糊、餅劑等。

針灸養生

穴位敷帖——操作方法與禁忌

穴位敷貼的主要操作方法是選穴和敷貼。選穴力求少而精，一般多選用病變
局部的穴位、阿是穴或經驗穴。過敏體質者，嚴重心肺功能疾病患者，疾病
發作期、發熱期的患者，有接觸性皮炎、皰、癤等皮膚病者忌敷貼。

敷貼的操作方法

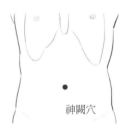

選穴　力求少而精，一般多選用病變局部的穴
位、阿是穴或經驗穴，其中神闕穴、大椎穴、湧
泉穴和肺經、膀胱經上的腧穴較為常用。

神闕穴

神闕穴位於腹部中央，外聯經絡毛竅，內應臟腑，是各脈匯聚之處，在該穴敷貼，可以
激發經絡臟腑之氣，疏通經絡，通調水道，調和氣血，達到預防和治療疾病的目的。

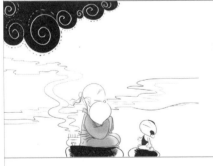

敷貼　選定穴位後，用溫水或 75% 的酒精棉球擦拭局
部，然後用紗布或膠布固定。

敷貼時間：成年人 8～10 小時，兒童 4～6 小時。

敷貼的禁忌

以下情況禁敷貼：過敏體質者、嚴重心肺功能疾病患者，疾病處於
急性發作期、發熱期間者，有接觸性皮炎、皰、癤等皮膚病者及局
部皮膚破損者，糖尿病血糖控制不佳者，2 歲以下孩子、孕婦及年
老體弱者。

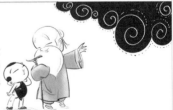

刮痧——用具與部位

刮痧是選用牛角、玉石等邊緣光滑的硬質器物，蘸刮痧油、清水等介質在皮膚表面反覆刮拭，造成皮膚表面瘀血點、瘀血斑或點狀出血，以達到防治疾病的一種療法。刮痧可疏通經絡、暢達氣血、平衡陰陽，調節臟腑，強身健體，其方法簡便易行，效果明顯。

刮痧的工具

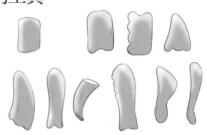

刮痧板　多用水牛角、玉石、砭石等邊緣光滑的硬質器物。這些材質具有清熱解毒、活血止痛、安神鎮驚、潤膚美容等作用，並光滑耐用，易於擦洗消毒。

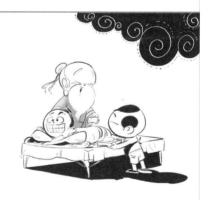

刮痧介質　古人常用水、麻油、桐油、豬脂等物。目前多用刮痧油和美容刮痧乳。刮痧油由醫用植物油與中藥加工而成，具有舒筋通絡、活血化瘀、解肌發表的作用。

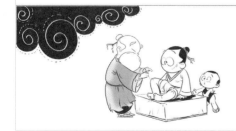

常用刮痧部位　背腰、胸腹、肘窩、膝窩等。

刮痧──操作方法

刮痧的方法包括持板法和刮拭方法。刮拭方法包括面刮法、角刮法、點按法、拍打法、按揉法等。

刮痧的方法

持板方法

握住刮痧板,將其底邊橫靠在手掌心、拇指和另外四個手指呈彎曲狀,分別放在刮板的兩側。

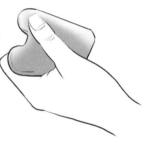

刮拭方法

面刮法　用刮板的 1/3 邊緣接觸皮膚,刮板與刮拭皮膚的方向呈 30º～60º 角,利用腕力多次向同一方向刮拭。適用於身體較平坦部位的經絡腧穴,如頭、腹、背和上下肢。

角刮法　用角形刮痧板或刮痧板的角部,將刮板與刮拭皮膚呈 45º 角傾斜,在穴位處自上而下刮拭。適用於身體關節、骨突周圍以及肩部的部分穴位。

點按法　刮板與穴位處皮膚垂直,向下按壓,逐漸加力,持續幾秒後迅速提起,使肌肉復原,多次重複,手法連貫。適用於無骨骼的軟組織和骨骼凹陷處,如人中、膝眼等。

拍打法　一手握住刮板一端,用刮板的一端勻速拍打穴位。拍時要在局部皮膚上先塗潤滑油。適用於肘窩、膝窩、腰背部、前臂等部位。

按揉法　用刮板角部傾斜按壓在穴位上,做緩慢、柔和旋轉,板角不離皮膚,力度滲透至肌肉,以酸脹麻為度。常用於合谷、足三里、內關等穴及手足的反應點和其他疼痛敏感點。

刮痧——刮痧禁忌

刮痧因其簡、便、廉、效等特點而被廣泛應用。在具體應用中，應注意操作
手法、適應證及禁忌證方面的相關事項。

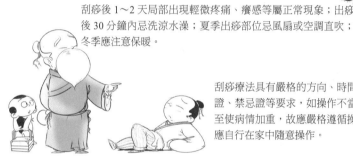

刮痧後 1～2 天局部出現輕微疼痛、癢感等屬正常現象；出痧
後 30 分鐘內忌洗涼水澡；夏季出痧部位忌風扇或空調直吹；
冬季應注意保暖。

刮痧療法具有嚴格的方向、時間、手法、強度和適應
證、禁忌證等要求，如操作不當易出現不適反應，甚
至使病情加重，故應嚴格遵循操作規範或遵醫囑，不
應自行在家中隨意操作。

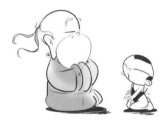

危重病症，如急性傳染病、重症心臟病、高血壓、卒中等
疾病禁施刮痧；刮治部位的皮膚有癤腫、破潰、瘡癤、
斑疹、皮下不明原因包塊、急性扭傷、創傷或骨折部位、
腹中部位、嚴重過敏者禁施刮痧；妊娠婦女的腹部、腰骶
部，婦女經期下腹部、面部均禁施刮痧。

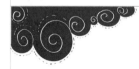

有出血傾向、皮膚高度過敏、極度虛弱、
嚴重心衰的患者均應禁刮或慎刮。

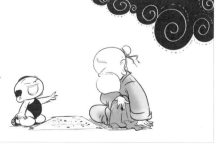

按摩養生

【點睛之語】

按摩養生是通過刺激體表或體表的腧穴，藉助經絡傳導內外感應的生理功能，疏通氣血、平衡陰陽、以外達內，從而達到調整整體、增強體質、防病養生目的的一種無創傷性的自然療法。

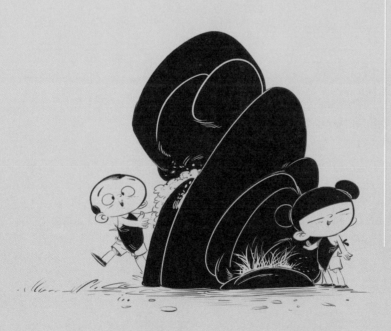

按摩養生作用機制

按摩養生的主要作用為疏通經絡，行氣活血；調和氣血，平衡陰陽；培育元氣，防病延年等。

按摩養生的作用機制

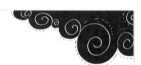

疏通經絡 行氣活血	按摩大多是循經取穴，按摩刺激相應穴位，便可推動經絡氣血運行，防止氣血滯留，達到疏通經絡、暢達氣血的目的。
調和氣血 平衡陰陽	按摩以柔軟、輕和的力道，循經絡，按穴位，施術於人體。通過經絡的傳導來調節全身，藉以調和營衛氣血，平衡機體失衡的陰陽，從而達到健康的目的。
培育元氣 防病延年	按摩可達到氣的運行通暢、耳目聰明、身體輕強、延緩衰老、治癒疾病的目的。

按摩養生的手法較多，適用於不同的按摩部位和作用目的，主要的手法有按壓類手法、擺動類手法、摩擦類手法、捏拿類手法、捶振類手法、活動關節類手法等。

按摩的方法

按壓類手法　包括按法、揉法、點法、壓法、掐法等方法。

按法是將手指或掌面放置在體表，逐漸用力下壓，也稱為抑法。

按法常可與其他手法結合使用，如與揉法結合，成為按揉法。

擺動類手法　通過腕部有節奏的擺動，使壓力輕重交替地呈脈衝式持續作用於機體的一類手法，包括一指禪推法、纏法、滾法等。

一指禪推法，是將拇指指端、指腹或橈側偏鋒置於體表，運用腕部的來回擺動帶動拇指指間關節的屈伸，使壓力輕重交替，持續不斷地作用於治療部位。

摩擦類手法　以在肌膚表面摩擦的方式進行的一類手法，包括摩法、擦法、推法、托法等。

擦法是將手掌緊貼在皮膚表面，稍用力做來回直線摩擦，使其局部發熱。

捏拿類手法　用擠壓提捏肌膚的方式作用於機體的手法。包括拿法、捏法、擠法、撑法、扭法、扯法等方法。

拿法是用拇指和食指、中指的指腹，或用拇指和其餘四指的指腹對合緊夾患病部位，並將其肌膚提起。

捶振類手法　如拍、擊、捶（叩）、劈、啄、搗、振、抖等。

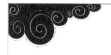

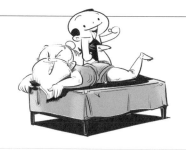

常用按摩養生法

捏脊

捏脊以捏法作用於背部，也稱為捏積。此法能很好地調節臟腑的生理功能，特別是對胃腸功能有很好的調節作用，可促進消化吸收，提高人體抵抗力。捏脊不僅適用於兒童，也可用於成年人。

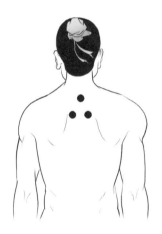

捏脊的注意事項

捏脊方向為自下而上，從臀捏至頸部大椎穴。

一般捏 3～5 遍，以皮膚微微發紅為度。在捏最後一遍時，常常捏三下，向上提一次，稱為"捏三提一"。

捏脊的動作應沿直線捏，不要歪斜；捏拿肌膚鬆緊要適宜，應避免肌膚從手指間滑脫。

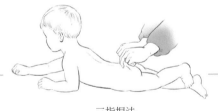

三指捏法

捏脊的方法

三指捏法　兩手腕關節略背伸，拇指橫抵於皮膚。食指、中指置於拇指前方的皮膚處，以三指捏拿肌膚，兩手邊捏邊交替前進。

二指捏法　兩手腕關節略偏。食指中節背部側橫抵於皮膚，拇指置於食指前方的皮膚處，以拇指、食指捏拿皮膚，邊捏邊交替前進。

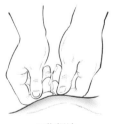

二指捏法

常用的按摩穴位有湧泉、丹田、腎俞、中脘、大包、肩井、睛明等穴。

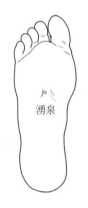

擦湧泉 兩手搓熱，以左手手掌擦右足湧泉穴，右手手掌擦左足湧泉穴，反覆擦搓 30～50 次，以足心感覺發熱為度。宜在臨睡前或醒後進行，溫水泡腳 30 分鐘後再操作效果更佳。可溫腎補腎健腦、調肝健脾安眠、改善血液循環、健步，也可防治失眠心悸、頭暈耳鳴等症。

揉丹田 雙手搓熱，用右手中間三指在臍下 3 寸處旋轉按摩 50～60 次。可健腎固精，改善胃腸功能的作用。

按腎俞 雙手搓熱，再以手掌上下來回按摩腎俞 50～60 次，兩側同時或交替進行。每日用雙手摩腰部，使腰部發熱，具有強腎壯腰，防治腎虛腰痛、風濕腰痛、強直性脊柱炎、腰椎間盤突出症的作用。

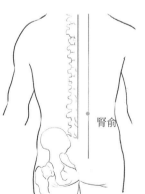

摩中脘 雙手搓熱，重疊放在中脘穴處，順時針方向摩 30 次，然後再逆時針摩 30 次。具有改善消化系統、調整胃腸道功能的作用。

揉肩井 以雙手全掌交替揉摩雙肩，以拇、食、中指拿捏肩井，每日 20～30 次。可防治肩周炎、頸椎病。

其他養生方法

【點睛之語】

除了前面所介紹的養生方法外，還有房事養生、音樂養生、娛樂養生、沐浴養生、色彩養生、香熏養生等養生方法。

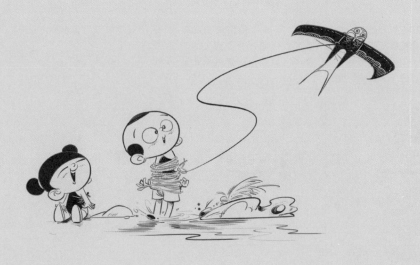

房事養生

中國傳統醫學把兩性生活稱為房室生活，又叫房幃之事，簡稱房事、行房。
凡有關性醫學、性保健的論述，古代稱之為房中術或房事養生。健康適度的
性生活有益於人的身心健康，有助於延年益壽。

房事保健的原則與方法

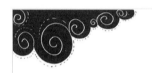

晚婚少育　古代養生家歷來主張 "慾不可早"，提倡晚婚晚育。指出過早的性生活會影響正常生理發育。

女性婚育的最佳時期是 21～28 歲。

男性則為 24～32 歲。

多次胎孕生育對人體耗傷很大，產婦產後正氣未復不可再孕，
以免更加耗精傷腎，引起多種疾病。

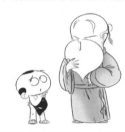

行房衛生　保持外陰清潔，尤
其是男性，以免感染疾病。杜絕
不正常性行為，如同性性行為、
多性伴侶等，以避免艾滋病等性
傳播疾病。

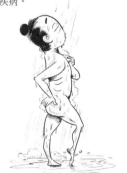

行房有度　指根據男女雙
方年齡、體質協調性生活的
頻率，以第二天無疲勞感為
原則。

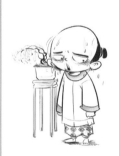

適齡獨宿　到適當年齡可分床
獨睡。

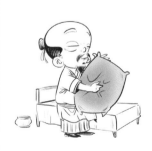

音樂養生

音樂由節奏、旋律、和聲、音響四大要素組合，具有鬆弛、緊張、莊嚴、喜悅、悲哀的特點。音樂可喚起人們強烈的感情反應，通過中樞神經系統的調整，改善心身狀態，調整行為，恢復身心動態平衡。

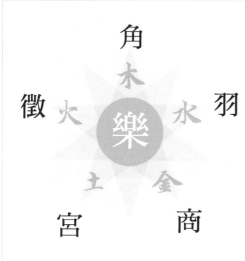

根據病症選擇音樂。

中醫認為，中國古典音樂中的五音通五臟。

宮調　悠揚沉靜，淳厚莊重，如"土"般寬厚結實，可入脾。

商調　高亢悲壯，鏗鏘雄偉，如"金"銳利鏗鏘，可入肺。

角調　生機盎然，萬物萌生，親切爽朗，具"木"之特性，可入肝。

徵調　熱烈歡快，活潑輕鬆，情緒歡暢，具"火"之特性，可入心。

羽調　風格清純，悽切哀怨，行雲流水，具"水"之特性，可入腎。

運用音樂導引方法來調心、調息、調形。

通過音樂導引，可通經行氣，祛病療疾。將傳統音樂與運動導引有機結合，如太極拳、易筋經等，適合精神過度緊張，身心失調者。

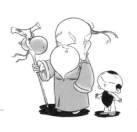

將音樂與精神心理調節相結合。

古典音樂多可舒緩內心的不安和騷動，使聽者心情平靜，保持中和狀態。

古典音樂可調和陰陽，舒暢血脈，調節精神，從而起到正心之功，影響人的行為和認知。

娛樂養生

在古代，琴、棋、書、畫不僅是士大夫修身養性的必修技能，也是中國傳統娛樂養生的主體。撫琴、弈棋、作書、繪畫皆可修身養性，暢達情志，寧心益智，強身健體，從而益壽延年。

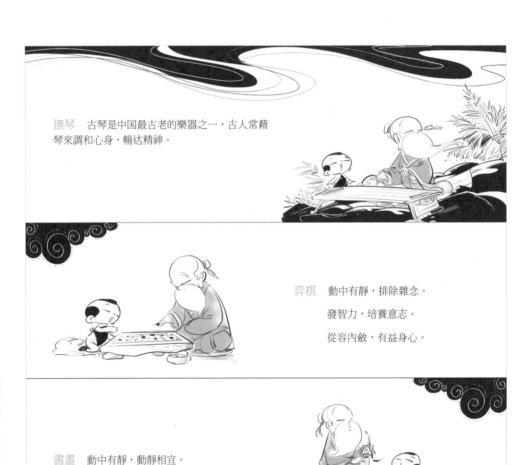

撫琴　古琴是中國最古老的樂器之一，古人常藉琴來調和心身，暢达精神。

弈棋　動中有靜，排除雜念。

發智力，培養意志。

從容內斂，有益身心。

書畫　動中有靜，動靜相宜。

全神貫注，心無雜念。

宣泄情感，身心相和。

沐浴養生

沐浴養生法是一種以水、藥劑或某些特定物質為介質，通過沐浴方式防治疾病的自然保健法。礦泉浴、泥浴、日光浴等利用自然環境進行沐浴的屬自然浴法；在洗浴過程中添加某些藥物，煎湯洗浴的屬藥物浴法。

常用沐浴養生方法

溫（熱）水浴 可清潔肌膚，暢通氣血，調節精神，能提高神經系統興奮性，促進血液循環，改善組織器官營養狀態，放鬆肌肉，消除疲勞。浴水溫度不可太熱，以免傷人津氣。

冷水浴 可刺激皮膚，引起神經興奮、皮膚血管收縮，加速血液回流。利於預防心腦血管疾病，提高耐寒能力；利於防治呼吸系統疾病，促進消化吸收。浴後應盡快用毛巾擦乾身體，注意保暖。

礦泉浴 溫泉，辛熱有微毒，可除瘀癬和瘡毒。有溫通經絡、活暢氣血、化疲舒筋作用；也有鎮靜、止痛、催眠效應；能提高鈣排泄量。適用於糖尿病、痛風、肥胖、性慾低下等。溫泉浴應因人而異。

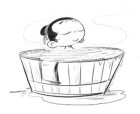
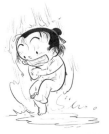
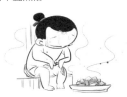

藥浴 用一定濃度的藥液洗浴或浸泡全身，使其有效成份直接作用於病變部位，起到殺菌、止痛、止癢、消炎的作用，並通過皮膚吸收進入血液循環，到達人體各組織，發揮藥效。

熏蒸浴 採用中藥及香草熏蒸，通過大量排汗散熱，促進血液循環，可消除疲勞，美肌煥膚，活血通絡，改善睡眠。不宜空腹或飽食後洗澡，溫度不宜過高，時間不宜過長，老弱者不宜蒸浴。

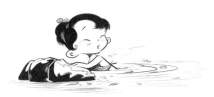

其他養生方法

色彩養生

色彩對人的生理、心理均能產生一定的影響。色彩養生就是從視覺上保持人的生理平衡狀態，使機體功能得以正常發揮，達到養生目的。

中醫認為，五色配五臟、五志，加上色調、色溫的作用，可以調節人的情志。

冷暖色

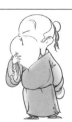

冷色　青、藍、紫、綠色為冷色。給人以清涼、寧靜、優雅、沉著之感，具有解熱、鎮靜、定神等功效。可用於陰虛陽亢、神情過激引起的病證。

暖色　紅、橙、黃色為暖色。給人以溫暖、快樂之感，具有散寒補血、行氣化瘀、令人興奮等功效。常用於各種慢性虛寒性病證、氣血不足證、神情抑鬱證。

顏色的七情分類

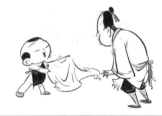

紅色、粉紅色，使人喜悅，適用於情緒低落、易悲善泣、抑鬱不樂者。

黑色為主，亦可用白色，有制怒之功，適用於易怒、過喜等。

黑色有制止過喜的功效，適用於狂證、喜笑不休等。

黃色、淺藍、淡綠有制恐和有利思維的功效，適用於驚恐、思想不集中等。

調色補瀉五臟

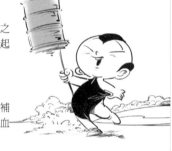

根據五行生剋理論，按虛實補瀉原則選色，將色彩劃分為五大類，即紅色類、青色類、黃色類、白色類、黑色類。

色淺者為補，色深者為瀉。

香熏養生

我國自古便有以芳香藥物防治疾病、辟穢消毒、清潔環境的悠久傳統。殷商甲骨文中已有熏燎、艾蒸和釀製香酒的記載，周代更有佩戴香囊、沐浴蘭湯的習俗。

常用香熏方法		
	香佩法	將所選藥物研成細末，或製成散劑，或全草揉糰裝入布袋或絹袋中，佩戴在身上。 常用香料有麝香、蘇合香、冰片、香薷、丁香花、藿香、白菊花、熏衣草、艾葉等。亦有復方組成的香袋。
	香枕法	將中草藥裝入枕頭中，藉助中草藥特有的香味和揮發性藥物成份，通過皮膚和眼、耳、口腔黏膜和呼吸器官吸收藥物有效成份，達到治療目的。 菊花藥枕，有清熱、降火、袪風、明目、解毒之功效，適應於防治感冒、頭痛目赤、眩暈耳鳴、失眠高血壓等。
	香瓶法	將帶有芳香氣味的藥物或花朵放入瓶中以鼻聞之，可直接通過呼吸道黏膜和身體皮膚吸收，起到治療作用。 常用牡丹花、芍藥花、桃花、梅花、紫羅蘭、檸檬花、茉莉花、蘭花、桂花、百合花、水仙花、蓮花、菊花、薄荷等揮發性物質藥物。
	香炉熏法	將藥香折成段放入香爐內點燃，其煙從蓋上的小孔和香爐四周溢出。 **玉華香方** 沉香、檀香、乳香各四兩，木香、丁香各一兩，麝香三錢，冰片三錢，廣排草三兩，大黃五錢，蘇合油五兩，官桂五錢，廣陵香一兩。

因時養生的應用

【點睛之語】

人體和自然界是一個有機的整體。一方面，人類必須依賴於自然界的天之氣、地之物才能生存；另一方面，自然界陰陽消長、四時物候的變化，又無時無刻不在影響著人類。人通過適時進行自身調攝，保持自身的生命節律與自然界陰陽消長的規律相協調，就能精神調和，形體堅實，不受外界邪氣的侵害。因時養生就是在中醫學「天人相應」理論指導下，按一年四季時令 * 、節氣陰陽變化的規律和特點來調節人體，從而達到健康長壽的方法。

依照不同時令特點，養生可分為晝夜養生、節氣養生、四季養生等多種方式。

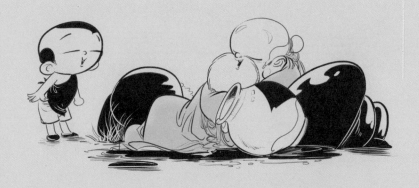

＊時令：就是按照季節的不同來制定有關的農事政令，後世逐漸將時令理解成季節四時的變換。

晝夜養生

一日之內，人的新陳代謝會隨晝夜的陰陽消長而發生相應的改變。人體陽氣白天多趨向於表，夜晚多趨向於裡；早晨生發，中午旺盛，傍晚衰減，夜半時斂藏。利用陽氣的日節律，合理安排工作、學習和日常生活，適應自然環境，可養生延年。

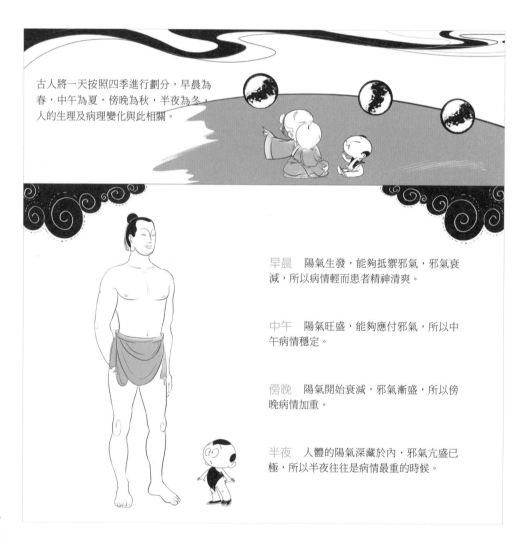

古人將一天按照四季進行劃分，早晨為春，中午為夏，傍晚為秋，半夜為冬，人的生理及病理變化與此相關。

早晨　陽氣生發，能夠抵禦邪氣，邪氣衰減，所以病情輕而患者精神清爽。

中午　陽氣旺盛，能夠應付邪氣，所以中午病情穩定。

傍晚　陽氣開始衰減，邪氣漸盛，所以傍晚病情加重。

半夜　人體的陽氣深藏於內，邪氣亢盛已極，所以半夜往往是病情最重的時候。

晝夜養生

養生方法

人們應該根據一天內自然界陰陽消長的規律，合理安排日常生活、學習和工作，以達到養生的目的。

早晨養生

早晨，即 3：00—7：00，現在一般指 7：00—9：00，還可以指整個上午。

此間，人的陽氣生發，精力充沛，神清氣爽，宜進行戶外鍛煉。

早飯宜吃好，規律飲食；可喝些薑湯，食用薑絲、薑片，促進血液循環。

保持心情愉悅。

中午養生

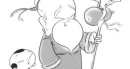

中午，即正午，為 12：00。古時的午時即 11：00—13：00。

午時，陽氣最旺，並逐漸衰減；陰氣初生，並逐漸生長。

午後小憩可促進陰陽消長和氣機的轉換，可培補上午升發耗散的陽氣，也能保證午餐後消化器官的血液供應和營養物質的吸收。午餐宜豐盛，以補充上午消耗的營養。

夜晚養生

夜晚，指 18：00 至次日早晨 5：00。

此間，陰氣漸盛，氣溫逐漸降低，在半夜達到最低。

人體陽氣漸虛，活動減少，代謝減退，營養需求少，因而晚餐不宜多，以免影響睡眠。

夜間陽氣收斂內藏，汗孔也隨之關閉，為免受夜露侵襲，不宜熬夜。

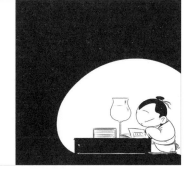

因時養生的應用

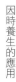

203

節氣，指二十四時節和氣候，是我國古代訂立的一種用來指導農事的補充曆法。中醫養生學認為，節氣交換之際，氣溫變化大，是致病的主要因素，尤其是一些急病重症，往往在節氣日前後發病或死亡，因而重視節氣養生，尤其是交節前後的自我調護非常重要。

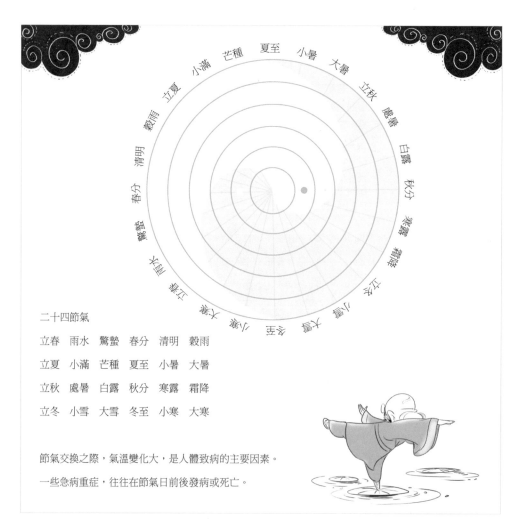

二十四節氣

立春	雨水	**驚蟄**	春分	清明	穀雨
立夏	小滿	芒種	夏至	小暑	大暑
立秋	處暑	白露	秋分	寒露	霜降
立冬	小雪	大雪	冬至	小寒	大寒

節氣交換之際，氣溫變化大，是人體致病的主要因素。

一些急病重症，往往在節氣日前後發病或死亡。

"四立"調養

"立"為開始之意，"四立"即立春、立夏、立秋、立冬四個節氣，各代表了春、夏、秋、冬四季的開始。

立春

起居　天氣乍寒乍暖，不宜立即換下棉服，年老體弱者尤甚。

情志　力戒暴怒，忌心情憂鬱，應心胸開闊，樂觀向上，心境恬愉。

飲食　宜食辛甘發散之品，不宜食酸收之味，可選柔肝養肝、疏肝理氣的食藥。

鍛煉　踏青尋春，舒展形體，多參加室外活動，身心和諧。

保健　消滅病毒細菌之源，開窗通風，加強鍛煉，注意口鼻保健。

立夏

起居　衣服不宜太單薄，起居應有規律。

情志　安閒自樂，切忌暴喜傷心。

飲食　以暢通氣血。具體膳食調養參見夏季養生。

保健　謹防外感，不宜用發汗之劑。老年人嚴防心臟病發作。

立秋

起居　早臥早起，著裝不宜過厚過多，隨氣溫及時添減，避免感冒。

情志　神志安寧，心情舒暢，切忌悲憂傷感，擅於排解負面情緒。

飲食　少吃辛味之品，宜多食酸味果蔬；以滋陰潤肺者為宜，潤燥生津。

立冬

應順應自然界閉藏之規律，以斂陰護陽為根本，切記"養藏"。

起居　宜早睡晚起，保證充足睡眠，以利於陽氣潛藏，陰精蓄積。

情志　善於控制情志，保持精神情緒安寧，含而不露，避免煩擾。

飲食　抓住進補大好時機，合理膳食。宜食牛肉、羊肉等溫補之品，但不可過量。

鍛煉　適度運動，勤曬太陽，溫通經脈。

"二至"調養

夏至,在 6 月 21 日前後,此日白晝最長、陽氣最旺。夏至養生要順應夏季陽盛於外的特點,注意保護陽氣,著眼於一個"長"字。冬至這天白晝最短,夜晚最長,陰氣盛極而衰,陽氣開始回升,為進補的最佳時令,可根據個人情況酌情進補。

夏至

夏至,6 月 21 日前後。白晝最長、陽氣最旺的日子。

起居 晚睡早起;不宜在午間烈日熾熱之時活動,合理安排午休;洗溫水澡,祛暑防病,強身健體;睡眠時不宜吹空調,不宜露宿。

情志 神清氣和,快樂歡暢,心胸寬闊,精神飽滿,興趣盎然。

飲食 宜多食酸味以固表,多食鹹味以補心;飲食不可過寒;宜清淡不宜肥甘厚味,要多食雜糧以寒其體,不可過食熱性食物以助熱;不宜多食肥膩,以免發疔瘡之疾。

運動 宜選在清晨或傍晚;宜散步、慢跑、太極拳,不宜劇烈活動,以免損傷陽氣;出汗過多可飲淡鹽開水、綠豆湯;不宜洗冷水浴。

冬至

冬至,12 月 22 日或 23 日。一年中白天最短、黑夜最長日子。

起居 起居有常,合理安排作息,保養神氣。

情志 靜養心神,心態平和,處世要豁達謙讓,和善待人,知足常樂,保持自信。

飲食 進食補虛禦寒、強身健體的食物或藥膳。

保健 防寒保暖。

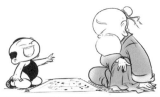

"二分"調養

二分,即春分和秋分。春分是在每年3月21日前後,秋分為每年9月22日
至24日,是分別真正進入春季、秋季的標誌。此時,人們在保健養生時應注
意保持人體的陰陽平衡。

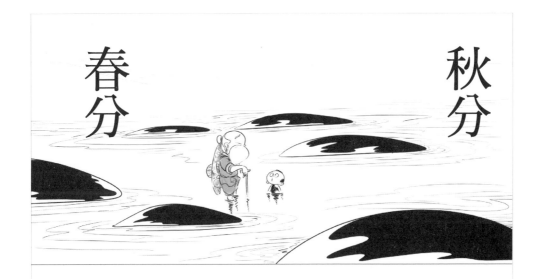

起居　堅持適當鍛煉,定時睡眠,定量用餐,有目地進行調養。

情志　春分時節要保持輕鬆愉快、樂觀向上的精神狀態;秋分時節應培養樂觀情緒,保
持神志安寧,避肅殺之氣,斂神氣,適應秋天容平之氣。

飲食　春分時節應根據自身情況平衡膳食,禁忌偏熱、偏寒飲食,注意合理搭配膳食;
秋分時節忌食大熱峻補之品,但應根據不同體質靈活變通。

因時養生的應用

清明、穀雨、芒種調養

清明、穀雨與芒種是春季的三個重要節氣。清明、穀雨之後，我國大部分地區氣溫回暖速度加快，但晝夜溫差仍然很大，早晚時冷、時熱。芒種時節，長江中下游地區進入黃梅季，天氣異常濕熱，衣物器具極易發霉。這樣的天氣條件下更應注重合理養生。

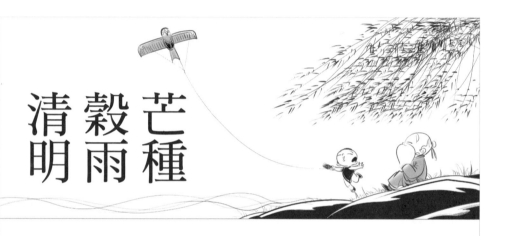

起居　穀雨後應及時添減衣被。芒種時長江中下游地區居民不宜驟減衣物，以免受寒。

保健　穀雨時節，是肋間神經痛、坐骨神經痛、三叉神經痛等神經痛的發病期。

芒種節氣易發生季節性疾病和傳染病，如中暑、腮腺炎、水痘等。

注意增強體質，保證睡眠，適當日曬以促進氣血運行。

小暑、大暑、處暑 * 調養

小暑、大暑、處暑是夏季裡三個重要節氣，標記著氣溫不斷上升再到漸降的過程。小暑至大暑期間是一年中最熱的時段，大部分地區出現 30～40℃ 的高溫天氣。處暑雖意味著暑氣結束，但"秋老虎"仍在。夏季養生注意養陽。

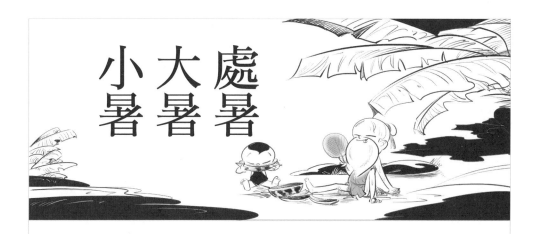

起居　小暑、大暑期間要注意防暑降溫；合理安排工作，勞逸結合；避免在烈日下暴曬；注意室內降溫；睡眠要充足。

處暑時節應早睡早起。

情志　重在"靜心"，舒緩緊張情緒，使心情舒暢，氣血和緩，心神安寧。

運動　注重顧護心陽，確保心臟機能的旺盛，以符合"春夏養陽"的原則。

保健　飲食要有節制，注重飲食衛生，不食腐敗變質食物，避免消化道疾病；宜食清熱安神之品，如銀耳、百合、蓮子、蜂蜜、奶類等。

因時養生的應用

＊處暑：處，有終止、躲藏之義。處暑指夏天暑熱正式終止。

白露[*]、寒露[*]調養

白露是典型的秋季節氣，意味著從這一天起氣溫逐漸降低，水汽凝結成露水；而到了寒露，氣候更冷，人體陽氣收斂，陰精潛藏於內。這兩個節氣的養生要遵守秋季"收藏"的原則。

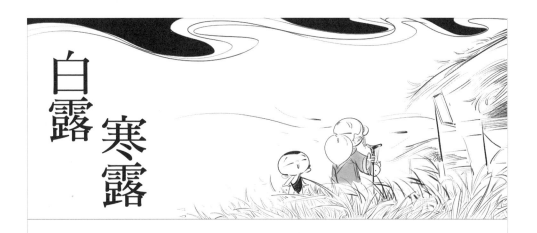

起居	應早睡早起，睡眠充足，以保養陽氣和陰精。
情志	保持良好心態，宣泄積鬱之情，培養樂觀豁達的心胸，避免傷感抑鬱的心情。
飲食	滋陰潤燥（肺），如芝麻、糯米、蜂蜜等柔潤之物；少食辛辣。
保健	重視季節性易發病，如鼻腔疾病、哮喘病和支氣管病等，過敏體質者應特別注意。

＊白露：這一節氣期間天氣逐漸轉涼，水汽會在清晨在地面和葉子凝結成露珠，故而得名。古人以四時配五行，秋屬金，金色白，所以用白來形容秋露。
＊寒露：寒露的意思是氣溫比白露時更低，地面的露水更冷，快要凝結成霜了。

小雪、大雪調養

小雪和大雪，表示降雪開始的時間和程度，此時人體陽氣已入內收藏；大雪亦是進補的大好時機。養生時宜注意 "藏" 的特點。

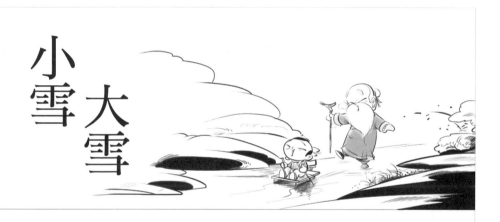

起居　從小雪開始，應早睡晚起；常曬太陽以助陽氣，溫通經脈；及時添加衣被。

情志　保持心情愉快，情志暢達，並盡可能增加日照時間。

飲食　進食保護心腦血管的食物，如丹參、山楂、黑木耳等。

　　　降血脂食物，如苦瓜、玉米、蕎麥等。

　　　溫補性食物和益腎食物，如羊肉、生肉、雞肉、狗肉、鹿肉等。

　　　益腎食物，如腰果、芡實、山藥、栗子、白果、核桃等。

小寒、大寒調養

小寒幾乎是全年中最冷的節氣，"三九天"恰在小寒節氣內；大寒是全年最後一個節氣，也是冬季即將結束之際，隱隱中已可感受到大地回春的跡象。此間的養生仍要著眼於"藏"。

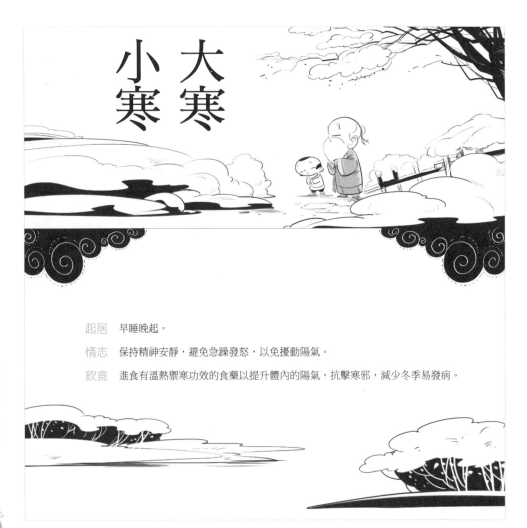

起居　早睡晚起。

情志　保持精神安靜，避免急躁發怒，以免擾動陽氣。

飲食　進食有溫熱禦寒功效的食藥以提升體內的陽氣，抗擊寒邪，減少冬季易發病。

春季養生

春為一年四季之首,乃萬象更新之始。春回大地,天氣由寒轉暖,是陽氣升發的季節。春季養生應注重保護陽氣,著眼於一個"生"字。

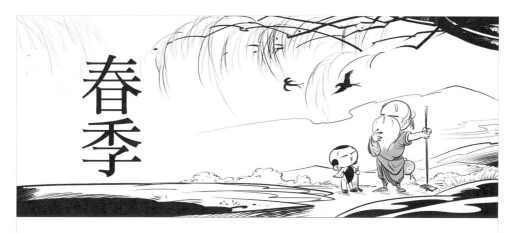

春三月,此謂發陳,天地俱生,萬物以榮,夜臥早起,廣步於庭,被髮緩形,以使志生,生而勿殺,予而勿奪,賞而勿罰,此春氣之應,養生之道也。逆之則傷肝,夏為寒變,奉長者少。

——《素問·四氣調神大論》

春三月,指從立春到立夏前的時期,包括立春、雨水、驚蟄、春分、清明、穀雨六個節氣。

春回大地,由寒轉暖,陽氣生發,各種生物萌發孕育,欣欣向榮。

注重保護陽氣,著眼於一個"生"字。

春季,是肝氣條達之時,宜重點養肝。

生

春季養生——調養方法

春季養生在起居、情志、飲食、運動鍛鍊等方面，都必須順應春天陽氣升發、萬物萌發向上的特點，以保持內環境的相對平衡。

起居調養

◎春季，人體陽氣開始趨向於表，皮膚腠理逐漸舒展，肌表氣血供應增多，肢體反覺睏倦。

春季起居養生，應該晚睡早起，多參加戶外活動。

◎春季陽氣始升，氣候無常，人的肌表腠理酥鬆，抵禦外邪能力減弱。

減脫冬裝應審慎，不可驟減，年老體弱者尤應注意。

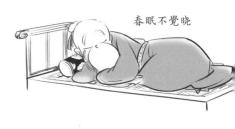

春眠不覺曉

情志調養

◎春屬木，與肝相應。肝主疏泄，惡抑鬱而喜條達。

情志養生方面，忌暴怒、憂鬱，應心胸開闊，樂觀豁達。

飲食調養

◎酸味入肝，具收斂之性，不利於陽氣的生發和肝氣的疏泄；而甘味可補脾培中。

◎春季宜食辛甘發散之品，如麥、棗、蔥、花生、香菜等；忌酸收之味。

◎過用辛辣、發散之物，可使腠理開泄過度，給病邪打開方便之門，如芥菜、蒜、韭菜、薑、大料不宜多食。

◎宜食散寒、去風的屠蘇酒、防風粥等食物，少食過於辛溫燥辣的食物，有肝病的人更應注意。

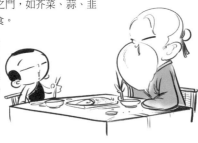

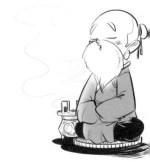

運動鍛煉

◎宜進行球類運動、跑步、打拳、做操等。

◎宜到空氣清新的地方，如公園、廣場、樹林、河邊、山坡等處活動。

◎放風箏是春日裡一種有趣且有益的娛樂活動。

防病保健

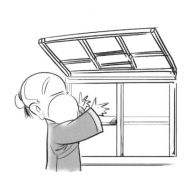

◎初春時節，乍暖還寒，溫熱毒邪開始活動，因而風溫、春溫、溫毒、瘟疫等可能流行。流感、肺炎、麻疹、流腦、猩紅熱等傳染病多有發生、流行。

◎講衛生，除害蟲，消滅傳染源。

◎多開窗，勤通風。

◎鍛煉身體，提高免疫力。

◎保健口鼻，阻斷溫邪犯肺通路。

四季養生

夏季養生

夏季，指陰曆 4～6 月，即從立夏之日起到立秋之日止。夏季是一年中陽氣最盛的季節，氣候炎熱而生機旺盛，也是人新陳代謝旺盛的時期。

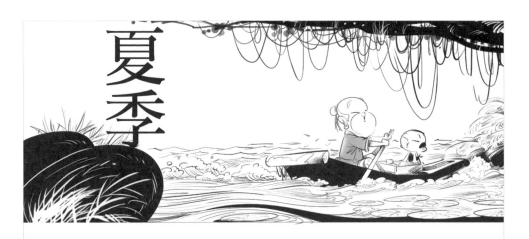

夏三月，此謂蕃秀，天地氣交，萬物華實，夜臥早起，無厭於日，使志無怒，使華英成秀，使氣得泄，若所愛在外，此夏氣之應，養長之道也。逆之則傷心，秋為痎瘧，奉收者少，冬至重病。

——《素問·四氣調神大論》

夏季包括立夏、小滿、芒種、夏至、小暑、大暑六個節氣。

夏季是一年裡陽氣最盛的季節，氣候炎熱而生機旺盛。

夏季也是人的新陳代謝旺盛的時期。

養生注重養護陽氣，著眼於一個 "長" 字。

夏季養生──調養方法 1

夏季養生在起居、情志、飲食、運動鍛煉等方面,都必須順應夏天陽盛陰虛的特點,以保持內環境的相對穩定。

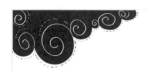

起居調養

◎宜早起,以順應陽氣的充盈與盛實;宜晚些入睡,以順應陰氣的不足。

◎人體陽氣外發,氣血運行相應旺盛,皮膚毛孔開泄而使汗液排出,藉此調節體溫,以適應暑熱的氣候。

盛夏應防暑邪;在長夏防濕邪。注意保護人體陽氣,不可貪涼。

情志調節

◎切忌發怒,宜宣暢氣機,情緒外向,寧心靜神。

◎長夏濕熱,氣溫高、濕度大、無風,早晚溫差不明顯,易使人心胸憋悶、焦躁、厭煩。可藉助繪畫、書法、雕刻、音樂、下棋、種花、釣魚、旅遊等活動怡情。

膳食調養

◎宜用寒涼清心瀉火、解暑之物,如西瓜、香瓜、綠豆、赤豆、苦瓜之類。

◎暑熱出汗較多,可適當用些冷飲補充水分,幫助體內散發熱量,清熱解暑。

◎忌貪涼而暴食冷飲、冰水、涼菜、生冷瓜果等,以免影響脾胃功能,尤其是老人和小孩。

◎夏季尤其是長夏,飲食應以清淡、少油膩、易消化為原則,也可適當選擇具有酸味、辛辣香氣的食物,以開胃助消化,增強脾胃的納運功能。

◎講究飲食衛生,謹防“病從口入”,以免感染胃腸道疾病。

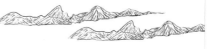

因時養生的應用

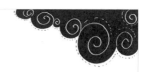

夏季養生——調養方法 2

運動鍛煉

◎宜適度健身，還可讀書習字、品茶吟詩、觀景清談，嬉水、垂釣。

◎戶外運動宜在清晨或傍晚天氣涼爽時。

◎運動量要適度，不宜過勞；運動後不過量、過快地進食冷餐或冷飲，以防造成腹瀉；可適當喝些鹽開水，洗熱水澡。

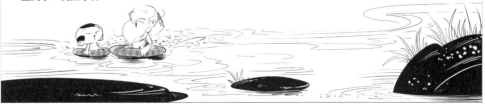

防病保健

◎預防暑熱傷人。夏季酷熱多雨，暑濕之氣容易乘虛而入，易致疰夏＊、中暑等病。入夏前，可服補肺健脾益氣之品，少食油膩厚味，減輕脾胃負擔；入夏後，宜服芳香化濁、清解濕熱之品。

◎有中暑先兆，應立即開窗通風，喝淡鹽開水或綠豆湯，飲用西瓜汁、蘆根水、酸梅湯則效果更佳。防暑藥物有仁丹、十滴水、清涼油等。

◎ "冬病夏治"。可選擇在"三伏天"治療慢性支氣管炎、肺氣腫、支氣管哮喘、腹瀉、痹證等陽虛證。

＊疰夏：夏令酷熱多雨，暑濕之氣乘虛侵入人體而導致的一種病症。主要表現為胸悶，胃納不佳，四肢無力，精神萎靡，大便稀薄，微熱嗜睡，汗多，日漸消瘦。

秋季養生

金秋時節，陽氣漸收，陰氣漸長，人的生理活動要適應自然界的變化，因而體內的陰陽雙方也會隨之發生由 "長" 到 "收" 的改變。秋季養生須注意保養內守之陰氣，謹遵 "養收" 的原則。

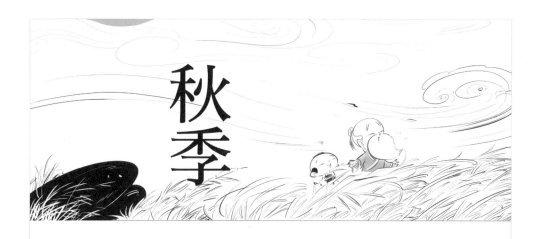

秋三月，此謂容平。天氣以急，地氣以明，早臥早起，與雞俱興，使志安寧，以緩秋刑，收斂神氣，使秋氣平，無外其志，使肺氣清，此秋氣之應，養收之道也。逆之則傷肺，冬為飧泄，奉藏者少。

——《素問·四氣調神大論》

秋三月，從立秋到立冬，歷經處暑、白露、秋分、寒露、霜降六個節氣，其中的秋分為季節氣候的轉變環節。

秋季三個月，陽氣漸收，陰氣漸長，是 "陽消陰長" 的過渡階段。

人體生理活動要適應自然界的變化，因而體內的陰陽雙方也隨之發生由 "長" 到 "收" 的改變。

秋季養生──調養方法

秋季養生須注意保養內守之陰氣，飲食起居、精神情志、運動鍛煉都應該遵從"養收"的原則。

起居調養

◎秋季七、八、九月，陰氣已升。立秋至處暑，天氣濕熱；白露後，天氣乾燥，晝夜溫差大，容易感冒或牽引舊病；寒露後，天氣漸冷，深秋時節，氣溫明顯下降，易受寒，易引發呼吸道、心腦血管疾病。

◎秋天養生的首要任務是保養體內的陰氣；秋冬陰氣內收，為來年陽氣生發奠定了基礎。

◎宜早睡早起，安逸寧靜，以緩和秋季肅殺之氣；宜收斂心神，不受外界干擾，使肺氣清靜，順應秋季收斂之氣。順應秋季不同階段的天氣變化，適度增減衣服。

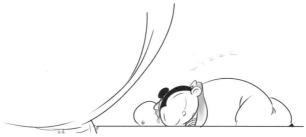

飲食調養

◎酸味收斂補肺，辛味發散瀉肺。

◎秋天宜收不宜散，且秋燥易耗傷人的陰津，因而飲食上少食蔥、薑等辛辣之品，適當多吃一些酸味果蔬。

◎宜養陰、潤燥、潤肺，多喝開水、淡茶、果汁、豆漿、生奶等流質，以補充陰津。

◎多食新鮮蔬菜和水果，以潤燥、清熱、通便。

◎吃蜂蜜、百合、蓮子、芝麻、木耳、銀耳、冰糖等清補潤燥之品，順應肺的清肅之性。

運動鍛煉

◎秋季，人的陰精陽氣與自然界一樣，處於收斂內養的狀態，運動養生也要順應這一特點。

◎不宜做劇烈運動，以防汗液流失、陽氣傷耗，尤其是老人、小孩兒、體質虛弱的人。

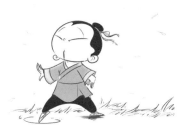

情志調節

◎秋日萬物蕭瑟，容易引起人的蕭條、淒涼、垂暮之感，勾起憂鬱的心緒。

◎秋季情志養生應努力改變環境的不利因素；情緒低落時，可寄情山水，開闊胸襟；可鍛煉體魄，修身養性；可移情書畫音樂，消除苦悶。

防病保健

◎秋季是腸炎、痢疾、瘧疾、"乙腦"等疾病的多發季節，應防患於未然。

◎做好環境衛生，消滅蚊蠅，注意飲食衛生，不喝生水，不吃腐變食物。

◎秋季燥邪傷人，容易耗人津液，常見口乾、唇乾、鼻乾、咽乾、舌上少津、大便乾結、皮膚皴裂。預防秋燥宜用宣肺化痰、滋陰潤燥的中藥，如沙參、西洋參等。

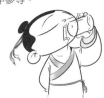

冬季養生

冬季，是一年中最寒冷的季節，自然萬物閉藏，人的陽氣也要潛藏於內，因而冬季養生的基本原則為"藏"。

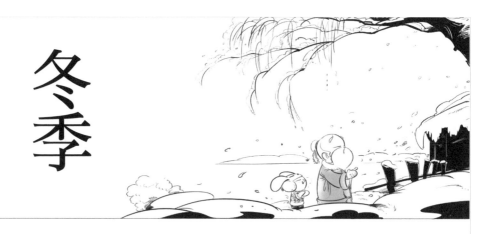

冬三月，此謂閉藏。水冰地坼，無擾乎陽，早臥晚起，必待日光，使志若伏若匿，若有私意，若已有得，去寒就溫，無泄皮膚，使氣亟奪，此冬氣之應，養藏之道也。逆之則傷腎，春為痿厥，奉生者少。

——《素問·四氣調神大論》

冬三月，從立冬至立春前，包括立冬、小雪、大雪、冬至、小寒、大寒六個節氣。

冬季，氣候嚴寒，自然界萬物閉藏。

人的陽氣遵循自然規律潛藏於內，因而冬季養生的基本原則為"藏"。

冬季養生——調養方法 1

冬季養生重在"養腎防寒"。人體陽氣閉藏後，新陳代謝相應就較低，因而要依靠生命的原動力——"腎"來發揮作用，以保證生命活動適應自然界變化。

起居調養

◎冬季的起居養生，宜早睡晚起，宜日出後活動，以免擾動陽氣。

◎注意防寒保暖，護陽固精。

◎在性生活方面，節制房事，蓄養陰精。

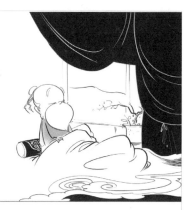

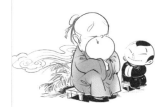

情志調節

◎精神安穩，擅於及時調攝不良情緒，盡快恢復心緒的平靜。

◎防止季節性情感失調症*，多曬太陽。

飲食調養

◎秋冬養陰。不宜食生冷之物，也不宜食燥熱之物，宜用滋陰潛陽、溫熱之物。

◎為防寒保暖可多吃溫熱之物及血肉有情之品，如羊肉、雞肉、鹿肉等；陰液虧虛者，宜進食養陰滋液之品，如阿膠、龜肉、兔肉、鱉肉、鴨肉、木耳等。

◎冬季是腎主令之時，腎主鹹味，心主苦味，鹹能勝苦。所以，飲食之味宜減鹹增苦以養心氣，鞏固腎氣。

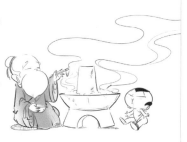

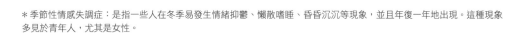
* 季節性情感失調症：是指一些人在冬季易發生情緒抑鬱、懶散嗜睡、昏昏沉沉等現象，並且年復一年地出現。這種現象多見於青年人，尤其是女性。

冬季養生——調養方法 2

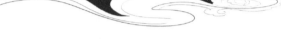

運動鍛煉

◎宜在空氣良好的室內鍛煉；戶外鍛煉忌在大風、大寒、大雪、霧霾中進行。

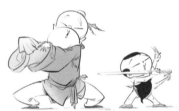

防病保健

◎冬季是進補強身的最佳時機。食補勝過藥補。

◎中藥可預防麻疹、白喉等冬季好發疾病。大青葉、板藍根對流感、麻疹、腮腺炎等均有預防作用；魚腥草可預防百日咳；生牛膝能預防白喉。

◎防寒護陽，預防慢性冬季易發病；注意顏面、四肢的保健，預防凍傷。

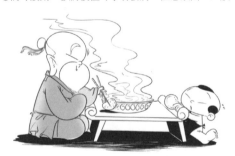

因人養生的應用

【點睛之語】

人與人在個體間存在著較大差異。不同的人，其生理和心理及對疾病的易感性也有很大的差別。在選擇養生理念和方法時應考慮到個體的年齡、性別、職業、體質等特點。

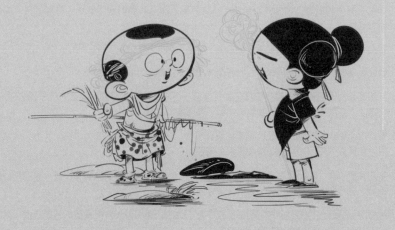

嬰幼兒養生

年齡是人的個性特徵之一，不同年齡段的人有著不同的養生要求。嬰幼兒通常指 0～3 歲的孩子，其中 0～1 歲為嬰兒期，1～3 歲為幼兒期。嬰幼兒是一個受護群體，需要父母為其成長發育提供良好的環境。

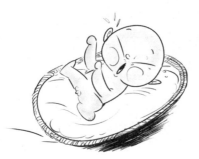

嬰幼兒身心特點

生長發育速度快。

消化功能尚未健全。

神經心理發育迅速。

嬰幼兒期的養生方法

精神調養	多給予關愛和撫慰，增強其安全感，這樣有助於建立和諧的親子關係，提高其各方面能力。
飲食調養	膳食應質量高、營養全，數量由少到多，品種由單一到複雜。
起居調攝	養成嬰幼兒按時起居、規律作息的習慣；不穿開襠褲；宜睡木板床。
體格鍛煉	按照嬰幼兒運動發育的規律鍛煉，強身健體。可做些被動性運動，如 2～6 個月的嬰兒可在成人幫助下完成伸展、擴胸、屈肘、雙屈腿、翻身等動作。
早期教育	要符合小兒神經心理、生理及體格的發育規律。培養孩子的語言能力、感知能力、運動能力和良好的睡眠、進食、排便等生活習慣。
健康檢查	定期健康查體，了解其生長發育及營養健康狀況，及早發現身體缺陷和疾病，採取矯治措施。在我國，嬰兒出生後一年內應定期健康檢查 4～5 次。
預防接種與疾病防治預防	按國家規定的免疫程序為 1 歲內的嬰兒完成各種疫苗的基礎免疫，以增強其對傳染病的免疫力。

兒童養生

兒童一般指處於 4～12 歲這一年齡段的孩子，兒童期的養生保健特點是養教並重，保養元真，教子成才。

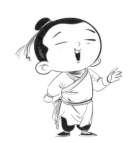

兒童身心特點

兒童處於生長發育的初步階段，生機勃勃，但同時臟腑嬌嫩，抗病能力差；精神怯弱，易受驚嚇；情志不穩，可塑性大。

兒童期養生方法

合理飲食 飲食多樣化，合理搭配；多食富含蛋白質食物；平衡飲食不挑食；少糖飲食；注重口腔衛生和牙齒保健；宜補腎氣，忌食溫補滋膩厚味。

注意起居 順應天時寒溫變化來增減衣衫，冷熱適度，以小兒的手足暖而不出汗，體溫保持在 36.5～37.3℃為宜。保暖要點是頭宜涼，背、足宜暖。

防受驚嚇 注意出行安全，注意家電、燃氣、熱水、生活用品的使用安全；注意人身安全；不可恐嚇小兒。

早期教育 身心全面發展；選擇符合兒童生理、心理發育的教育方法；給予兒童積極正面、直觀的教育，予以期望和愛撫，尊重兒童。

培養良好習慣 按時睡眠，起居有常；講衛生，愛清潔。

體格鍛煉 多參加戶外活動，宜做有氧運動，多做益智遊戲。

做好預防接種 降低傳染病的發病率，科學育兒；預防疾病，按時接種。

因人養生的應用

青少年養生

青少年指人在 12～24 歲的階段，其中 12～18 歲為青春發育期，18～24 歲為青年期。青少年階段的養生保健應該按照身心發育的自然規律，注意體格保健鍛煉和思想品德教育，為一生的身心健康打下良好基礎。

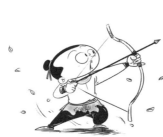

青少年身心特點

青春發育期，身高、體重增長幅度大，第二性徵逐漸明顯，逐漸成熟；精神飽滿，思維活躍，逆反心理強，幼稚與成熟並存，獨立性與依賴性錯雜。

青年期，身心發育更完善成熟，發育最為旺盛，人生觀和世界觀尚未定型。

青少年期養生方法

心理養生　創設健康的生活學習環境，樹立正確的世界觀、人生觀和擇友觀；培養堅強的意志、膽量和自信心；理解正常的性生理變化，了解正確的兩性行為規範。青年期宜宣傳優生、計劃生育以及性病的預防知識；培養堅強的個性，如良好的適應能力、人際交往能力等。

飲食調攝　保證充足的營養，通過飲食合理攝入豐富營養素；合理安排餐次及各餐的食量；不宜過度節食減肥，不可暴飲、暴食。

健康教育　科學安排作息時間，充足睡眠，養成良好的衛生習慣，注意口腔衛生；保護嗓子，安穩度過變聲期；不吸煙，不酗酒；穿著舒適、適度；正確認識生理特點，了解必要的生理衛生和性健康知識。

體育鍛煉　全面鍛煉，在重點培養耐力的基礎上，兼顧力量、速度、靈敏度的訓練，如游泳等；注意鍛煉前的準備活動；講究運動衛生，注意運動安全。

中年人養生

按照世界衛生組織對年齡段的劃分，中年是指從 45～60 歲這一時期。中年是青年向老年過渡的階段，是生命歷程的高峰期，也是人生的重要轉折點。中年人應根據此期間體質由盛轉衰的特點，合理安排養生內容。

中年人身心特點

體質多由盛轉衰，中年後期臟腑生理功能衰減明顯，突發性疾病增多。

心理成熟，情緒穩定狀態，有些人會有不同程度的疑病傾向。

中年人的養生方法

心理健康	提高自我保健意識，樂觀豁達，避免精神過度緊張；不要強求名利、患得患失，善於調節情緒；塑造有利於社會和個性發展的性格特徵。
勞逸結合	一張一弛，文武之道；合理安排工作、生活和學習；適度參加文體活動；保證睡眠；善於調整生活節律，建立可持續的生活秩序；定期體檢。
節制房事	節制房事，避免早衰。
合理膳食	控制總熱量，避免肥胖；科學配餐，營養均衡；定時定量，飲食有節。
體育鍛煉	適度鍛煉，有氧運動，強筋健骨，延緩衰老。

因人養生的應用

老年人養生

人到 60 歲後就進入了老年期,此時他們的機體會出現生理功能和形態學方面的退行性變化。

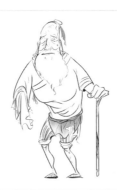

老年人

老年人身心特點

臟腑、氣血、精神自然衰退,機體調控陰陽的能力降低;易生病,恢復較難。

因社會地位的改變,心理變化較大,負面心理較常見。

老年人養生方法

運動養生	適宜有氧運動,適量適度,如散步、慢跑、太極拳、氣功等。
精神養生	熱愛生活,保持自信,勤於用腦,多做善事,樂觀豁達,謙讓和善;少慾望、少雜念,隨遇而安。
飲食養生	食宜多樣,營養豐富;食宜清淡,少鹽少油;進食少緩,細嚼慢嚥;食宜溫熱熟軟,少食不食生冷。
艾灸養生	和氣血,通經絡,益壽延年,強身保健,有助於體虛保健。
保健按摩	抗炎,退熱,提高免疫力,預防疾病,健美防衰,延年益壽。
藥物養生	宜多進補少用瀉;藥宜平和,藥量宜小;注重脾腎,兼顧五臟;辨體質進補;掌握時令規律用藥;多以丸散膏丹,少用湯劑;藥食並舉。
娛樂養生	可酌情選擇音樂、弈棋、書畫、養花、垂釣、閱讀,適度為要,不可勞累。
房事養生	腎氣漸衰,房事應遞減;年高體弱者要斷慾獨臥,避忌房事。
起居養生	居室環境潔淨,溫濕度適宜,光照充足;保證睡眠質量;衣著輕暖適宜,注意胸、背、腿、腰及雙腳保暖;腦體勞動強度適宜。

男性養生

男性的生理特點是強悍陽剛，肌肉筋骨強健隆起，肢體運動敏捷有力；心理上主動勇敢、爭強好勝，處事果斷剛毅、做事乾脆利落，心胸開闊、感情粗獷，自制力較弱、情緒變化大。男性養生應側重養精與保護陽氣。

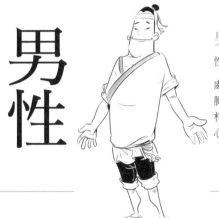

男性

男性身心特點

性格上剽悍勇毅、喜動惡靜；以精為本。

處事果斷剛毅，敢想敢說敢為，做事乾脆利落；心胸開闊，坦誠大度，感情粗獷，性格豪放；自制力相對較弱，情緒變化大；好勝心、自尊心強；慕異心情急迫。

節慾保精	節制房事，養精蓄銳。
調神養精	養精以養神，神可禦精，養精、養神並重。
養護陽氣	注意防寒保暖，以免為寒氣所傷；不貪涼食；衣著輕暖適宜。
戒煙限酒	吸煙可降低精液質量，還可導致不育，易引發肺癌、肝癌等病症。過度飲酒不利男性生殖，誘發前列腺炎；更不宜酒後行房事。
飲食調養	飢飽適度，葷素結合，膳食平衡；飲食補精、生精，血肉有情食物適當食用可益精填髓，強身健體；飲食生陽，辛甘溫熱之品，生陽助陽。
藥物調養	血肉有情之品可補精，如鹿角膠、牛骨髓；補氣助陽藥物，如山藥、蜂蜜、鹿茸、巴戟天、杜仲助陽陽。服藥宜適節制，不可恣情縱慾。

女性養生

月經、胎孕、產育、哺乳是女性特殊的生理特點。女子以陰血為本,陰血的充盈和暢達是維持經、孕、產、乳的基本條件。沖、任、督、帶四脈和肝、脾、腎與女性生理功能關係最密切。女性應根據不同年齡階段的身心特點,採取適當的方法進行養生保健。

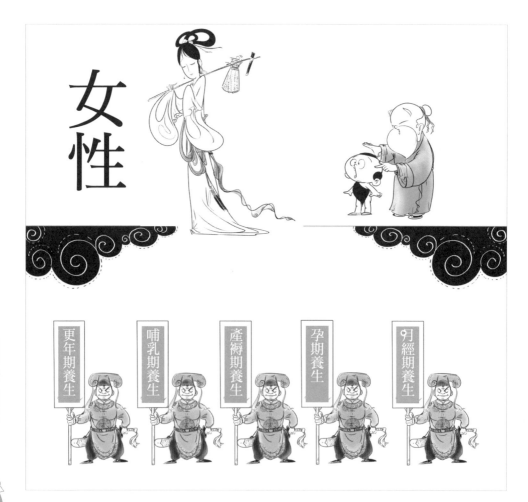

按性別養生

女性養生——月經期保養

月經是表現為女性週期性子宮出血的生理現象。正常而有規律的月經是女性
生殖功能成熟，具備孕產能力的重要標誌。月經的週期性變化是腎、肝藏、
泄相互作用的結果。經期保健應以保持行經血正常、泄而有度為主。

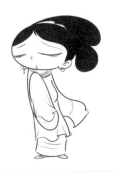
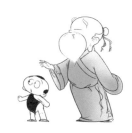

調暢情志	經前、經期保持精神樂觀，情緒穩定，避免七情過度，使氣血暢行無礙，則經水如期而至。
調適寒溫	避免過寒過熱，忌冒雨涉水、冷水洗浴、坐臥濕地、水中作業；勿食生冷之品；避免炎暑高溫作業，勿食辛燥之物等。
合理飲食	飲食以強健脾胃、攝取營養為主；進食清淡、易消化、寒溫適中的食物；不宜食用辛熱香燥、生冷酸澀之物。
適度運動	不宜參加重體力勞動、激烈運動和過度疲勞；適度有氧運動，如散步等。
避免房事	以避免傷損氣血，外受邪氣，引起月經不調、帶下、不孕等多種婦科疾病。
用藥宜忌	月經期的不適感一般不必用藥。症狀嚴重者應在醫生指導下合理用藥。一般經前勿補，以免氣血壅塞而月經不能如期而至；經後勿泄，防止氣血耗傷而犯虛虛之戒；經期不能妄用清熱涼血之品，以保證經血暢行無礙。
清潔衛生	注意居室環境整潔，內衣、內褲及衛生用品宜勤換洗。

女性養生──妊娠期保養

妊娠期月經閉止，陰血聚以養胎。孕婦的情志變化、飲食起居不僅影響母體臟腑氣血的盛衰，也影響著胎兒的生長發育。妊娠期養生是保障母子身心健康，實現優生優育的重要環節。

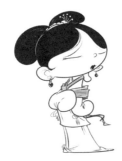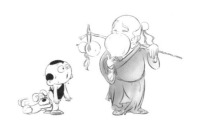

調暢情志忌惱怒	宜保持情志舒暢、情緒穩定，避免各種不良情志的刺激；妊娠初期易惱怒，易引起嘔吐，甚至小產。
靜養心神以養胎	不計較得失，少爭論對錯，不嫉恨他人，寧靜心神，安心養胎；多接觸美好的事物，避免惡性刺激。
節制房事小勤勞	清心寡慾，節制房事，以免引起胎動不安甚至小產；適當勞動，促進氣血調和，百脈流暢，利於胎兒生長、發育和分娩，忌過勞傷胎。
避禦外邪慎寒溫	妊娠之後，正氣暫時虛弱，易感受虛邪賊風，可導致小產或造成胎兒畸形；及時增減衣物，避免外邪侵襲。
調配飲食慎用藥	孕早期宜少量多餐，清淡且營養豐富；多吃蛋白質豐富的肉、蛋、豆類等；戒煙忌酒，勿食辛辣與肥甘厚味。禁用或慎用峻下、逐水、祛瘀、催胎、通利、破氣、通竅及大辛、大熱之藥。
講究衛生寬服飾	洗澡，換洗衣褲；衣著宜寬大柔軟合體，忌胸腹束縛過緊。
應定期孕產檢查	隨時了解孕婦及胎兒情況，以免出現異常，確保優生。

女性養生——產褥期保養

產後 6～8 週為產褥期。由於分娩時耗氣失血,又分泌乳汁以哺育嬰兒,產後子宮尚未復舊,其體質特點為多虛多瘀,若調攝不慎,極易發生產後諸疾。合理的產後調攝可以促進產婦身體恢復、保障嬰兒正常哺乳,對母子的身體健康均具有積極意義。

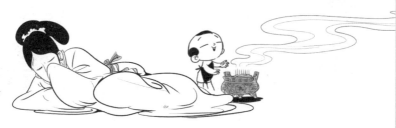

宜靜養勿過逸	注重靜養,充足睡眠,充分休息;不宜過早操勞負重;順產可在產後 24 小時後起床活動;適當活動以暢通氣血。
節寒暑避外邪	生活環境須清潔衛生,溫暖舒適,空氣新鮮;起居時應避免風寒,注重保暖,不宜當風而臥;衣著厚薄適宜;不可貪涼冷水洗浴。
宜食補忌生冷	產後 1 週以清補為主,產後 3 日內可食湯汁豐富、清淡營養、易消化食物;2 週後可予以溫補;忌油膩厚味;少量多餐,忌過飢過飽;滋補不礙胃,補虛不留痕。
暢情志防抑鬱	關心體貼產婦,使其情懷舒暢,精神愉悅,使氣血趨於平和,防止產後抑鬱,惡露不行、不盡,缺乳,產後血暈等症。
講衛生忌房事	保持皮膚清潔及外陰清潔;百日內禁房事;宜淋浴;溫開水洗滌外陰,及時更換護墊,內衣褲常洗曬;有分娩創傷者應使用消毒敷料,亦可用藥液熏洗。

因人養生的應用

235

女性養生──哺乳期保養

哺乳期是產婦以乳汁哺育嬰兒、產後機體逐漸康復的階段，一般為一年左右。哺乳期合理保養可以使乳母身體得以恢復，乳汁分泌充沛，對母子健康都有重要意義。

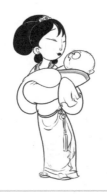 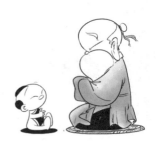

講究乳房衛生護理	產後應及早開奶；注意乳頭清潔和保護；預防乳汁不暢；發生乳癰應及時就醫；定時哺乳。
合理飲食注重營養	調養脾胃、滋補氣血為主；清淡而富有營養，勿濫用補品，勿食生冷、過鹹及辛熱刺激之物。
調理情志起居有常	保持心情平和舒暢、睡眠充足，生活規律；避免情緒激烈波動；起居有時，勞逸適度，及時避孕。
不濫用藥物	避免服用哺乳期禁忌藥物，以免影響哺乳或使嬰兒中毒。

女性養生——更年期保養

更年期是婦女由壯年步入老年的過渡時期，一般為 45～55 歲，也稱圍絕經期。在此期間，一部分婦女會出現更年期綜合徵。如果調攝得當，可減緩衰老，避免或減輕更年期症狀，對安穩過渡到老年期具有重要意義。

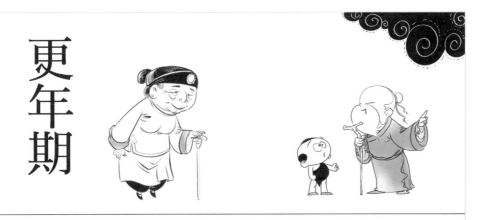

更年期綜合症

更年期女性腎氣漸衰，沖、任二脈虛衰，陰陽失調，臟腑功能紊亂，有些人會出現烘熱汗出、頭暈目眩、頭痛耳鳴、心悸失眠、煩躁易怒、憂鬱悲傷、月經紊亂等症狀，這就是更年期綜合徵。

更年期保健方法

情緒穩定樂觀	正確認識此階段的生理變化，克服消極心理；增加社交，及時宣泄不良情緒；培養良好的興趣，轉移注意力；樂觀豁達，情志暢達。
注重飲食調養	補腎氣，護脾胃；少食油膩，限體重；禁煙限酒；忌辛辣刺激食物；多食蔬菜水果及薯類。
適量體育活動	保證睡眠和休息，堅持正常工作；選擇適宜的運動，如太極拳、八段錦等。
定期檢查身體	每半年做一次體檢，預防腫瘤；關注身體異常，及時就醫診治。

因人養生的應用

腦力勞動者保養

腦力勞動者運動量少，經常伏案工作，大腦長期處於緊張狀態，易患眩暈、頭痛，誘發多種內臟疾病，引起頸、肩、背、腰、臂病痛，導致直腸靜脈曲張，發生痔瘡。腦力勞動者養生的基本原則是健腦補腦，防止大腦過度疲勞；強筋壯骨，動靜結合。

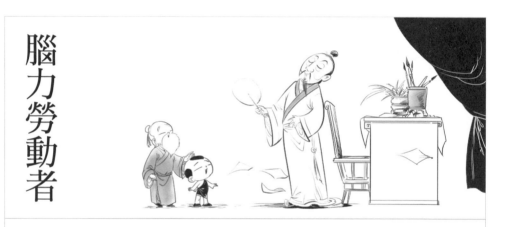

腦力勞動者

科學用腦	科學安排工作內容和工作時間，提高工作效率；工作環境宜寬敞明亮，空氣清新，安靜溫馨，溫度適宜；坐姿挺拔，注意用眼衛生；保證充足的睡眠。
飲食健腦	平衡膳食，確保營養全面均衡，維持大腦高效工作；多食健腦食物，如深海魚類、堅果類。
適度運動	以放鬆性運動為主。全身運動如快走、慢跑、游泳、太極拳；局部運動如頭頸運動、腹臀運動、深蹲起立、腿肌運動。
按摩保健	做頭部按摩，如手梳頭、抹額、揉太陽穴、按揉腦後；多做頸、肩部按摩。

體力勞動者保養

體力勞動者的健康與勞動條件和環境密切相關。體力勞動者應注意合理膳食，補充能量；可根據不同工種特點，不斷改善生產勞動條件和勞動環境，採取相應的方法積極防護，控制職業危害因素，防止職業病發生。

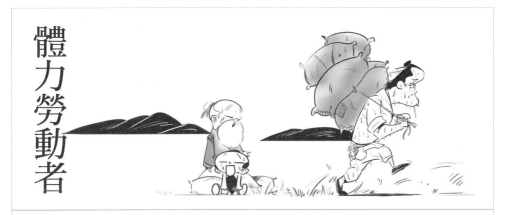

體力勞動者

合理膳食	合理搭配膳食，滿足身體對熱量和營養的需要。高溫作業者應及時補充水、礦物質、蛋白質；低溫作業者注意補充能量，合理攝入脂肪、蛋白質，增加維生素 A 供給；高、低壓環境作業者應增加糖類、維生素攝入，減少食鹽攝入；噪聲環境作業者宜適當增加維生素、蛋白質、脂肪的供給；接觸電離輻射人員宜補充優質蛋白質，多食新鮮果蔬；接觸化學有害物質人員宜補充優質蛋白質，增加 B 族維生素、維生素 A 和硒、鈣等礦物質的攝入，適當限制脂肪攝入量；粉塵環境下作業人員，宜增加優質蛋白質攝入，增加維生素供給，多曬太陽。
勞逸結合	裝配必要勞保用具，著裝適度；實行工種休息；定期做健康檢查。
運動健身	進行輕鬆的體育活動；合理安排鍛煉時間及強度；預防職業病。
適當用腦	動腦益智，增強腦力，陶冶情操，暢達情志。

按體質養生

體質是指人生命過程中，在先天稟賦和後天獲得的基礎上，逐漸形成的一些綜合的、固有的特質。主要包括形態結構、生理功能、物質代謝和性格心理等方面。體質養生法的目的是根據不同體質，採用相應養生方法，糾正體質偏頗，以防病延年。

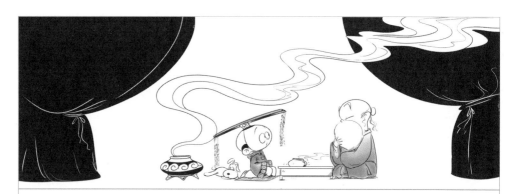

中醫體質學說與養生

《素問·異法方宜論》指出，地域環境氣候不同、居民生活習慣不同，使得人們的體質各異，進而對疾病的易感性也不同，因此在治療方法上要有所區別。

《黃帝內經》認為，體質不同的人即便處於相同的醫療條件下，患病的程度也不會相同。

張仲景提出的辨證論治理論認為，體質決定了疾病的傳變與否，體質也決定了疾病傳變的趨向和性質。

劉完素結合北方地理和北方民族體格強勁的特點，深入闡發了火熱病機等有關理論，重視以寒涼藥物治療外感火熱病，開拓了金元醫學發展的新局面。

葉天士臨證非常注意患者的體質類型，對體質進行了分類，並認為根據體質類型確立治療方法是提高療效的重要途徑。

圖解中醫　養生篇

體質的成因

體質的形成受多種因素影響，如先天稟賦與後天自然環境、飲食結構、性別、年齡、社會環境、心理狀態等因素。

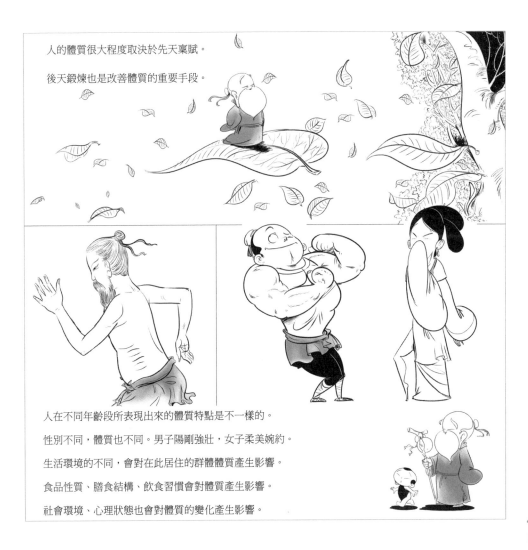

人的體質很大程度取決於先天稟賦。

後天鍛煉也是改善體質的重要手段。

人在不同年齡段所表現出來的體質特點是不一樣的。

性別不同，體質也不同。男子陽剛強壯，女子柔美婉約。

生活環境的不同，會對在此居住的群體體質產生影響。

食品性質、膳食結構、飲食習慣會對體質產生影響。

社會環境、心理狀態也會對體質的變化產生影響。

因人養生的應用

241

按體質養生

體質的分類

現代中醫體質學說將體質分為九種類型，即平和體質、氣虛體質、陽虛體質、陰虛體質、痰濕體質、濕熱體質、瘀血體質、氣鬱體質、特稟體質。這對臨床辨證、選方、攝生、防病有重要的參考價值。

平和體質	氣虛體質	陽虛體質	陰虛體質	痰濕體質
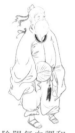	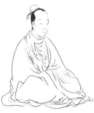	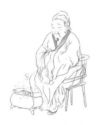	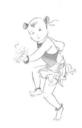	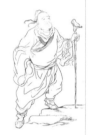
陰陽氣血調和。體態適中，面色紅潤，精力充沛。不易患病。	元氣不足。易疲乏、氣短、自汗。易患感冒、內臟下垂等病，康復慢。	陽氣不足。怕冷、手足不溫。易患痰飲、腫脹、泄瀉，易著涼。	陰液虧少。口燥咽乾，手足心熱。易患虛勞、失精、失眠，易發熱。	痰濕凝聚。形體肥胖、腹部肥滿、口黏苔膩。易患糖尿病、卒中等。

濕熱體質	瘀血體質	氣鬱體質	特稟體質
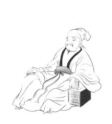	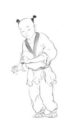	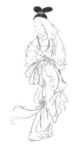	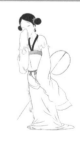
濕熱內蘊。面垢油光、口苦、苔黃膩。易患瘡癤、黃疸、熱淋。	血行不暢。膚色晦黯、舌質紫黯。易患癥瘕、痛症、血症。	氣機鬱滯。神情憂鬱、脆弱。易患臟躁、梅核氣、百合病、鬱證。	先天失常。有生理缺陷、過敏反應。易患哮喘、風團、咽癢、鼻塞、噴嚏等症。

圖解中醫　養生篇

242

按體質養生

體質養生方法 1

人從出生到衰老，有些先天不足可以通過後天的力量去補救，通常都會大有收效。針對不同的體質靈活選用恰當的養生方法，可以延長壽命，提高生活質量。

陰虛體質

養生在於滋養陰液

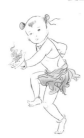

飲食清淡，選滋陰清熱、滋補肝腎之品；恬淡虛無，靜養心神；夏季避暑，秋冬養陰；居室安靜，生活規律；戒煙限酒；節慾養陰；有氧運動。

陽虛體質

養生在溫補陽氣

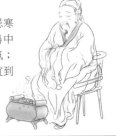

食溫陽、壯陽之品，忌寒涼或油膩；進補補陽中藥；善於自我排解鬱氣；冬季避寒；晴暖天氣宜到戶外進行有氧運動。

氣虛體質

養生在於補氣養氣

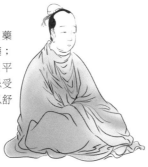

選用補氣食物及藥膳；選用補氣中藥；樂觀豁達，心態平和；注意保暖，忌受風及過勞；鍛煉以舒緩運動為主。

瘀血體質

養生在於活血化痰

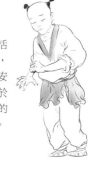

常食活血、養血食物；選用活血、養血的藥物；豁達樂觀，避免憂鬱；注意保暖，不貪安逸，勤洗熱水澡；多做有益於心臟血脈及有助於氣血運行的運動，如太極拳、八段錦等。

因人養生的應用

體質養生方法 2

濕熱體質

養生在於疏肝利膽

遠離肥甘厚膩食物,戒煙禁酒,多飲清水;修身養性,心態平和;睡眠充足;適度鍛煉,柔韌筋骨。

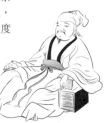

痰濕體質

養生在於化痰除濕

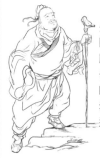

少肉少油,選易消化軟食,限酒,多食宣肺益腎、健脾、化痰利濕之品,限鹽;食勿過飽;適度溫藥調理;開闊眼界,陶冶情操;忌居於潮濕環境;適宜中小強度全身運動。

氣鬱體質

養生在於理氣解鬱

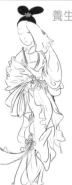

多食行氣食物;選用疏肝理氣藥物;樂觀開朗,接受正面鼓勵,知足常樂,擅於控制情緒;穿著寬鬆,接觸自然;通過大強度、大負荷鍛煉來鼓動氣血,疏發肝氣。

特稟體質

飲食講宜忌,起居有節

飲食宜清淡,營養均衡,少食辛辣、腥羶之物;放鬆心神,精神愉悅;起居有常,講衛生;堅持適度體育鍛煉。

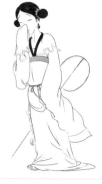

按部位養生的應用

按部位養生是通過局部的保健達到養生目的的方法。人體整體功能的強健會影響到機體各部分的功能，而局部功能的優劣也會影響到整體功能。所以，對機體局部進行養護和保健，也能達到強身、健體、益壽的目的。部位養生的特點是從整體觀念出發，從局部保健入手。按部位養生的內容主要包括頭面部保養、五官保養、胸背腰腹保養、四肢保養和臟腑保養等。

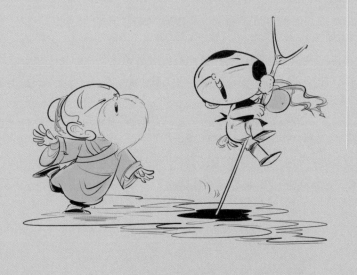

養髮

養髮是通過各種保健方法改善髮色、髮質，或恢復毛髮的生長，保持毛髮的潤澤、柔軟、密集、秀麗、烏黑和彈性。腎、肝、脾功能的強弱和精、氣、血的盛衰直接決定著毛髮的榮枯。毛髮的保健重在強腎固髮，補益氣血。

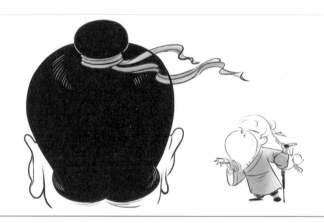

勤梳頭 可疏通氣血，散風明目，榮髮固髮，促進睡眠。由前向後，再由後向前；由左向右，再由右向左。宜每分鐘 20～30 次，梳幾十次至數百次。髮梳以軟質黃楊木為最佳。

多按摩 振奮陽氣，祛風通絡，開竅醒神，活血健腦，可有效防脫、防白、防枯。

少燙染 燙髮不宜過勤，以 4～6 個月 1 次為宜；乾性頭髮應盡量少燙；孕婦、產婦、兒童均不宜燙髮。染髮劑對皮膚有損害。

食物養髮 常吃黑豆、黑芝麻、黑米、黑糯米、黑木耳、海帶、紫菜等黑色食物可補腎固髮，養血潤燥，烏髮生髮；常食核桃可補腎健腦，益智亮髮。

中藥健髮 內服類藥物*通過養血活血、補腎填精等手段來達到潤髮、烏髮、固髮的目的。

健髮的藥物 健髮方劑如 "枸杞煎（《聖濟總錄》）"。外用類方劑如 "染髮仙方（《妙藥寶鑑》）" 等。

＊內服類藥物：常用的健髮中草藥有何首烏、桑椹、黃精、枸杞子、槐實、龍眼、熟地黃、女貞子、墨旱蓮、桑葉、側柏葉等。

養顏

中醫認為，健康的面容標準是白（稍黃）裡透紅，面部皮膚潤澤、光滑、細膩，富有彈性。面部與臟腑經絡關係密切，尤以心與顏面最為相關，顏面部保健應注意保持心神的安寧和心血的充盈。

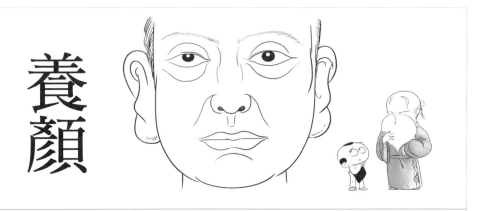

潔面養顏　去除污垢，暢通毛孔，疏通氣血，潤活肌膚。洗面宜用軟水，可冷水浸面或冷溫水交替洗面；油性皮膚宜用蒸汽浴面，再以溫水洗面。洗面次數應早、中、晚各 1 次。

經絡養顏　通過按摩、針灸、刮痧等手段對養顏穴位進行適當刺激，可美容養顏。足太陽膀胱經、足少陰腎經、足厥陰肝經、足陽明胃經、手少陽三焦經，手太陽小腸經、手陽明大腸經為常用養顏經絡。

飲食養顏　可食用有潤膚白面、悅容增顏、抗衰去皺作用的食物，或以此為主配製的藥膳。

駐顏食物　龍眼、黑豆、羊乳、生乳、胡蘿蔔、大棗、櫻桃、核桃、芝麻等。

美容中藥　當歸、熟地黃、阿膠、龍眼、大棗、蜂蜜、白芍、菊花、茯苓、益母草、山藥、枸杞子、玉竹、天冬、桃花、杏仁、人參、首烏、百合、核桃仁、麥冬、鹿茸、遠志等多有悅容養顏、增白潤膚、抗皺駐顏之效。

眼部保養

五官的形態可決定容顏的美醜，也可反映人體衰老的程度以及壽命的長短。
眼是人體重要器官，不僅可視萬物，辨五色，也能反映人體健康狀況。健康
人的眼睛應雙目靈活，視物清晰，睛彩內含，神光充沛。

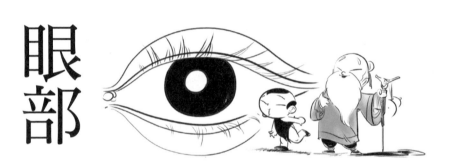

運目保健　運目即轉眼珠以鍛煉其功能，可通過轉睛、遠眺、眨眼、虎視、瞪目、顧盼等多種方法
完成。有助於保護眼睛，增強視力。

按摩健目　如熨目法、捏眥法、點穴法、捏耳穴、抹眼瞼、揉太陽、推頸項等方法。

熨目　雙手摩擦至熱，兩掌分別按在雙目上，使其熱氣煦熨眼球，反覆 3～5 遍，每日數次，有溫
通陽氣、明目提神作用。

閉目養神　久視耗血傷神。看書、寫作、看電視時間不宜過久；視疲勞時，可排除雜念，全身自然
放鬆，閉目靜坐 3～5 分鐘，每日數次。

飲食養目　多食蔬菜、水果、胡蘿蔔、動物肝臟，或適當用些魚肝油，對視力有一定保護作用，切
忌貪食膏粱厚味及辛辣大熱之品。配合食療方法養肝明目。

藥物健目　外用，如蔓菁子散（《太平聖惠方》）等。

用眼衛生　毛巾專用，清水潔面；游泳等特殊情況戴專用眼鏡；不在強光或昏暗條件下看書讀報；
讀書姿勢應正確。

耳部保養

耳為心、腎之竅，通於腦；耳的功能和外形與五臟皆有關係，與腎的關係尤為密切。耳與十二經絡聯繫密切，也是整個人體的投影，通過觀察耳廓的變化可以診斷全身疾病，刺激耳穴可以防治全身疾病。

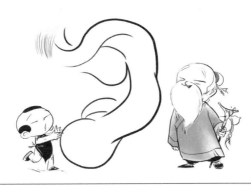

耳勿極聽* 極聽損傷精、氣、神，從而影響耳的功能；勿長期置身於嘈雜環境。

忌挖耳道 以免損傷耳膜，引發感染。

按摩健耳 如按摩耳根、按摩耳輪、搖拉兩耳、彈擊兩耳、鳴天鼓。可以通暢氣血，潤澤外耳，抗耳膜老化，預防凍耳，防治耳病。

鳴天鼓 雙掌捂住耳孔，五指置於腦後，用中間三指輕叩後腦部 20 次，再兩手掌連續開合 10 次。

藥食健耳

補腎藥食 如核桃、黑芝麻、河蝦、枸杞子、女貞子、熟地黃、山茱萸、黃精等。常用中成藥有龜鱉丸、右歸丸、杞菊地黃丸、補中益氣丸等。

忌用、慎用耳毒性藥物 如鏈霉素、慶大霉素、新霉素、卡那霉素、妥布霉素、萬古霉素等；柳酸鹽類藥、氯霉素、奎寧、氯喹；腫瘤化療藥物，如氮芥、長春鹼類等。

保護雙耳 勿勤洗耳；飛機降落時勿睡覺；游泳時用耳塞；節制房事。

* 極聽：有主動和被動之分。前者是指長時間專心致志運用聽力去分辨那些微弱、斷續不清的音響；後者為震耳欲聾的聲響超過了耳膜的負荷能力。此處多指後者。

鼻部保養

鼻為肺系之所屬，肺開竅於鼻，肺氣通於鼻，主管嗅覺，助發音。鼻是人體防禦病邪入侵的第一道防線，同時因鼻腔內有鼻毛和黏液，常有細菌、污物，所以也容易成為播散細菌的疫源。鼻為臟腑的縮影，能反映其生理狀態和病理變化。

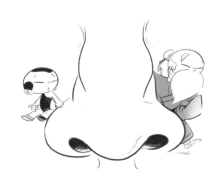

鼻部

浴鼻　冷水浴鼻和冷空氣浴鼻，可有效預防感冒和其他呼吸道疾病。

按摩健鼻　擦鼻、刮鼻、摩鼻尖，可增強局部氣血流通，潤肺，預防感冒；按鼻內可防治萎縮性鼻炎。

擦鼻　用兩手大指的指背中間一節，相互擦熱後，摩擦鼻樑兩側 24 次

按鼻內　拇指和食指伸入鼻腔，捏住鼻中隔軟骨輕輕向下拉若干次。

藥食健鼻　鼻內滴復方薄荷油，或適量服用維生素 A、維生素 D 等，保護鼻黏膜；多食新鮮果蔬；飲食宜清淡，不飲或少飲酒；不過食辛辣和肥甘厚膩之品。

用鼻衛生　養成正確擤鼻涕習慣，即用拇指和食指捏住鼻子，用力排出鼻涕；克服挖鼻孔、拔鼻毛或剪鼻毛等不良習慣。

口腔保養──牙齒保養

口腔是人進食、發音和呼吸的器官，也是人體抵禦病邪的第一道防線。做好口腔衛生保養，可預防口腔和牙齒疾病，也可有效防治多種全身性疾病。口腔病灶不能及時正確治療，會影響機體免疫功能，引起諸多疾病。

口腔　牙齒

衛生健齒	三餐及吃甜食後均應漱口，可水漱、茶漱、津漱、鹽水漱、食醋漱、中藥泡水漱等。早晚各刷一次；順牙縫方向豎刷，先裡後外，力量適度。
常 叩 齒	每日早晚各做 1 次，亦可增加叩齒次數，清晨叩齒效果更佳。先叩臼齒 50 下，再叩門牙 50 下，再錯牙叩犬齒 50 下。
正確咀嚼	宜兩側交替使用牙齒，只單側使用牙齒弊端多。
飲食固齒	多食含維生素 C 豐富的新鮮蔬果；多食含維生素 A、維生素 D 豐富的食物，如動物肝、腎、蛋黃及牛奶等。中老年人可常食補腎滋陰之品。
藥物固齒	生大黃、熟石膏、骨碎補、杜仲、青鹽、食鹽各 30 克，明礬、枯礬、當歸各 15 克，研成細末，做牙粉使用。可健齒、固齒，尤適用於胃熱牙痛者。
糾正惡習	兒童不吮指、不咬鉛筆；餐後不輕易剔牙。
謹防藥物損牙	妊娠期、哺乳期婦女和嬰幼兒不宜服用四環素類藥物，長期吸煙、長飲濃茶、慢性鉛中毒、氟中毒易引發牙齒色澤、形態變化。

按部位養生的應用

胸部保養

胸、背、腰、腹部是五臟六腑的外圍，對其有著重要的保護作用。胸、背、腰、腹的氣血流通，臟腑功能才能更加協調。胸部為宗氣所聚之處，內護心、肺，外撐乳房。胸部的保養非常重要。

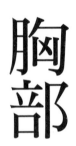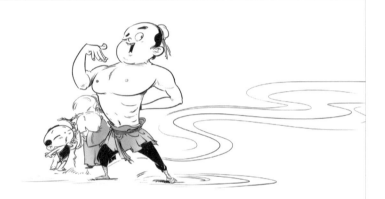

衣著護胸　注意胸部保暖，保護胸陽，年老體弱者更應注意，如穿背心。

鍛煉健胸　日常活動時應盡量挺胸拔背以寬胸理氣，護養心肺；通過擦胸、拍胸、擴胸等動作，以行氣血、養五臟、通六腑，強健人體功能。

摩胸　左手按於心前區，右手按左手背上，順時針摩 40～50 次，逆時針再做 1 輪。

乳房保養

飲食豐乳　食用熱量高的食物，促進能量蓄積，豐滿身材，同時豐乳，如豆漿燉羊肉。

運動健乳　練習來源於"舒筋活絡八段功"的"女性豐乳功法"。

定期檢查乳房，可自檢，也可到醫院進行醫學檢查。

背部保健

背為足太陽膀胱經、督脈所過之處，五臟的腧穴都會聚於背，背的寒暖與臟腑的功能直接相關。背部的保健可以促進氣血運行，調和五臟六腑功能，強壯筋骨和預防背部慢性勞損。

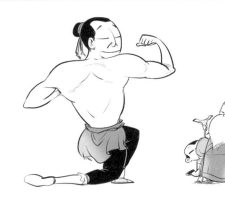

背部

勤保暖　衣著護背，如穿背心；避風曬背，暖背通陽；避受風寒，避免汗出受風。

勤捶背　可舒筋活血，振奮陽氣，強心益腎，增強人體生命活力。

自我捶打　正坐，雙手握拳至背後，自下而上沿脊背輕輕捶打。期間，身體可稍稍前傾，至可能達到的最高部位時，再自上而下至腰骶部。

他人捶打　坐、臥均可。坐時身體稍前傾；臥時宜俯臥位。兩手前平舉，枕於頭下，捶打方法與自己捶打相同，力度以有震動感而不痛為度，可用掌面拍打或用拳輕輕捶打。

可搓背　有防治感冒、腰背酸痛、胸悶腹脹之功效。

自己搓法　將毛巾搭於背後，雙手扯緊毛巾兩端，用力搓背，直至背部發熱為止。

他人搓法　俯臥，裸背。他人以手掌沿脊柱上下按搓，直至發熱。

可捏背　患者俯臥，裸背。他人用雙手拇指與食指將脊柱中間的皮膚捏拿起來，自大椎開始，自上而下，連續捻動，直至骶部。連續 3 次。用力均勻，速度適中，動作要協調。

腰部保養

腰為人體運動的樞紐，是保持人體直立功能的主要部位。人的一生，腰的大部分時間都處於緊張狀態，因而極易勞損。"腰為腎之腑"，腰部的好壞，反映了腎的強弱虛實。保養腰部能夠健腰強腎，疏通氣血。

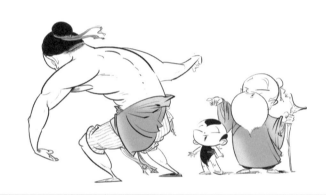

腰部

運動健腰

轉胯健腰 自然站立，雙手叉腰，拇指在前其餘四指在後，中指按在腎俞穴上。吸氣，胯由左向右擺動；呼氣，由右向左擺動。一呼一吸為 1 次，連續做 8～32 次。

俯仰健腰 自然站立。吸氣，兩手從體前上舉，手心向下，一直舉到頭上方，手指尖朝上；呼氣，彎腰兩手觸地或腳。連續做 8～32 次。

旋腰健腎 端坐，兩腳分開與肩同寬，以腰椎為軸心做前俯、左旋、後伸、右旋等旋轉運動。連續做 5～10 次。

按摩健腰 可補腎強腰，行氣活血，通絡止痛。如搓擦腎俞、搓按命門、點按八髎等。

搓擦腎俞 兩手搓熱後緊按腎俞穴處，稍停，然後用力向下搓到尾閭部，兩手一上一下往返搓50～100 次。

養腎食藥 干貝、鱸魚、栗子、山藥、枸杞子、黑芝麻、核桃、何首烏、黑豆、黑米等。

腹部保養

腹部是"五臟六腑之宮城，陰陽氣血之發源"，其保健對臟腑功能有很好的促進作用。腹部保健的重點在於保暖和按摩。

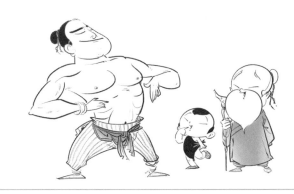

腹部保暖　除日常衣著為腹部保暖外，還可戴肚兜或肚束。可將有溫暖作用的藥末裝入其中，以加強溫暖腹部的作用。不穿露臍裝。

腹部按摩　既能起到局部治療作用，也可對全身組織、器官功能進行調節。

揉脘腹　先以右手拇指以外的四指併攏，按揉中脘部，或以右手大小魚際按揉，做圓周旋轉 20～30 次，再以左手做同樣次數。可健脾和胃，助運化濕。

疏肝膽　左手食、中、無名、小指併攏按於左腹股溝處不動，右手順時針方向揉腹部 20～30 次。可疏肝理氣，調節沖任，用於治療肝胃疾患。

腹部減肥

仰臥支腰　仰臥，雙手托盆骨，支起下身及腰部，足尖挺直，背、頭、兩臂著地；左右下肢交替向頭部靠攏，膝關節不彎曲，重複進行鍛煉腰腹。

女性盆腔保養

按摩腹部　自然站立，呼吸自然，全身放鬆，雙手沿著下腹部兩側向恥骨處摩擦，一往一復為 1 次，共做 32 次。

按部位養生的應用

255

四肢部位保養

上肢保養

四肢、手足是人體的重要器官，四肢發達，手腳靈活，預示著人體生命力旺盛。人類與其他動物的一大區別在於，人擁有靈活的上肢，且手在日常活動中被污染的機會極多，因而上肢保健與保護十分重要。

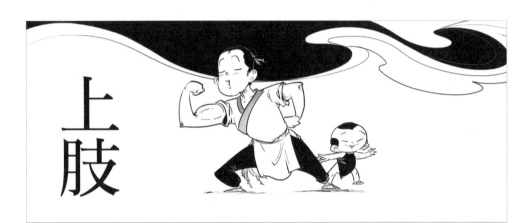

以動為養	多做拉伸、抬舉和適度負重動作。
手腕保養	隨時活動手腕以暢通經脈氣血。鼠標、鍵盤宜放置在坐姿狀態下，上臂與地面垂直時肘部的高度。
手的保養	勤洗手，注意護手及防曬；可運用藥物護手、美手，如"千金手膏方"（《千金翼方》）。
指甲保養	常修剪指甲，常食杏仁、瓜子仁、南瓜子仁、核桃、奶製品、花生、雞蛋和胡蘿蔔等養肝食物。
按摩保養	如運用指捏、指掐、按揉、按壓、搓、搖等方法對上肢、手腕和手進行按摩。

四肢部位保養

下肢保養

腿腳是全身的支柱，承擔著全身的行動；雙腳是足之三陰三陽經脈的重要起止部位，下肢的保健關係到整個人的健康。常用的下肢保養方法有運動、按摩、保暖、泡足、藥療等。

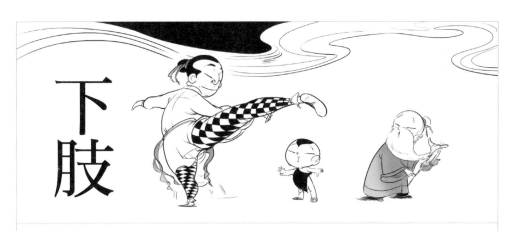

腿部保養

日常姿態	行走時髖關節和膝關節要伸直，不搖晃，不蹭地。
飲食美腿	低脂肪、高纖維相結合；多食新鮮蔬果，少食油膩食物。
按摩健腿	平坐，兩手先抱一側大腿根，自上而下摩擦至腳踝，然後回復至大腿根。一上一下為 1 次，做 20 次。
運動健腿	可以站立甩腿、平坐蹬腿等動作健腿。

足部保養

足部保暖	腳下陰脈聚集，陰氣盛，足膝部要特別注意保暖，以保護陽氣。選用透氣性好、保暖、舒適的鞋襪，及時換鞋和鞋墊。
泡足浴足	溫水泡足可促進血液循環，有益心、腎及睡眠；清潔足部，減少疾病。
足部按摩	人體的主要經絡都起止於足部，人體的器官在足上都有反射區。按摩穴位和刺激足部反射區，可舒筋活絡，協調臟腑功能，平衡陰陽，解除疲勞。
足部運動	可做踮足運動，雙腳併攏，用力踮起腳尖，收縮小腿三頭肌，使足背跖曲。每日連續做數十次，每次 5～10 下。
藥物護足	冬月潤手防裂方：豬油 12 克，黃蠟 60 克，白芷、升麻、豬牙皂莢各 3 克，丁香 1.5 克，麝香 0.6 克。製成膏，洗腳後塗抹。可祛邪通絡，祛風消腫，防裂防凍。

按部位養生的應用

臟腑保養

臟腑在胸背腰腹的包圍之下，是人體的最重要的臟器。人體以五臟為中心，五臟生理功能的平衡協調，是維持機體內外環境相對恆定的重要環節，因此五臟被稱為"生命器官"。五臟保養需多方面入手，綜合調攝。

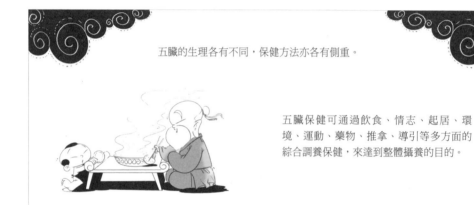

五臟的生理各有不同，保健方法亦各有側重。

五臟保健可通過飲食、情志、起居、環境、運動、藥物、推拿、導引等多方面的綜合調養保健，來達到整體攝養的目的。

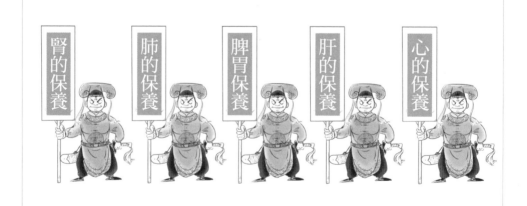

腎的保養　肺的保養　脾胃保養　肝的保養　心的保養

心 * 的保養

心為五臟六腑之 "大主" ，為 "君主之官" ，在臟腑之中和人體生命活動之中
地位重要，是養生的首要對象。

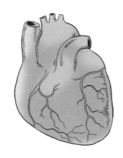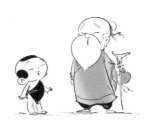

重視養胎	母親孕期 3 個月如果感受外邪，或年齡過大，或服不當藥物，或接受放射性等有害物質，或驚嚇過度，或過勞，均易使胎兒罹患先天心臟病。
合理膳食	營養豐富，清淡多樣。提倡高蛋白、低脂肪、高維生素、低鹽飲食；選食降脂食物，如大豆、蘑菇、花生、生薑、大蒜、洋蔥、茶葉等；少食高膽固醇食物；提倡混合飲食；選食豆類食物和新鮮蔬果。
切忌暴飲	會增加血容量和心臟負擔；每次喝飲料不過 500 毫升，可多次少飲。
忌刺激性藥食	戒煙少酒，不長飲濃茶；少食辣椒、胡椒等食物；慎用含咖啡因、苯丙胺等興奮藥物的藥食。
適度減肥	肥胖會加重心臟負擔。
寢具適宜	床頭要高於床尾，枕頭高低適度，以利於心血回流。
運動強心	中老年人不宜參加過於激烈的競技運動，以免增加心的負荷。
情志平和	七情過極易傷心神。保持情緒樂觀，忌大喜、暴怒。
環境適宜	選擇適宜的自然環境，快速適應社會環境，融洽人際關係。

*心：中醫藏象學說認為，心的生理功能不僅包括主宰血、脈在內的完整循環系統，還包括主宰精神、意識和思維活動。

按部位養生的應用

肝的保養

肝主疏泄，負責調暢全身氣機；肝主藏血，是貯藏血液、調節血量的重要器官。肝主疏泄和肝主藏血兩大功能相互聯繫，協調平衡，肝的保養應以二者為重點。

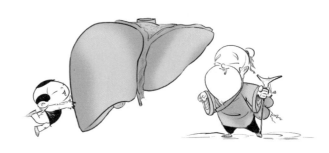

飲食保肝	宜食易消化的高蛋白食物，如魚、蛋、乳、動物肝臟、豆製品等；適當補充糖分；多食富含維生素的食物；適當食用富含膳食纖維的食物以通便去脂；忌諱過多攝入脂肪。
忌嗜酒	避免酒精中毒，避免形成脂肪肝、肝硬化、急性中毒，甚至死亡。
戒怒防鬱	肝喜調達，在志為怒。抑鬱、暴怒最易傷肝，要擅於控制情緒，保持心境平和。
預防肝炎	把好飲食衛生關；配以藥物防治；避免長期大量服用損肝藥物。
練功保肝	太極拳、八段錦、易筋經、導引等。

脾胃保養

脾胃是氣血生化之源,人出生後所需要的一切營養,主要靠脾胃運化水穀精微來供給。脾胃功能弱的人,會出現生長發育慢、新陳代謝能力下降等嚴重情況。因而,脾胃保養是養生的一大重點。

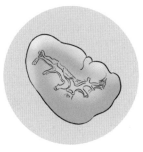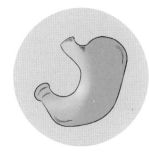

飲食有節	要定時定量;飲食宜清淡,講究粗細糧搭配;多食新鮮蔬果;戒煙戒酒;飲食宜溫、熟、軟,勿食或少食生冷、黏膩之物。
舒暢情志	情志抑鬱導致肝氣鬱結,會影響脾胃腐熟和運化水穀的功能,導致胃脘脹滿、大便溏薄,產生滯重、倦怠之感。
暖脾養胃	寒冷時節注意加衣防寒,注重腹部保暖,夜間尤甚;脾胃功能素虛者,可用藥兜保暖,兼做腹部按摩。
長夏養脾胃	長夏暑濕易傷脾,不宜過食生冷之物。

還可以通過針灸、引導來強壯脾胃。

肺的保養

肺具有助心治理五臟六腑、四肢百骸的功能，對人體生命活動起著非常重要的作用。肺的主要功能是主氣、司呼吸、主宣發和肅降、通調水道。肺為嬌臟，因而科學養護尤其重要。

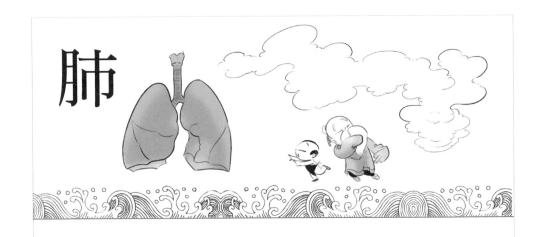

起居養肺　盡量呼吸清新空氣，做好環境衛生，強化預防措施，多呼吸新鮮空氣；戒煙；霧霾時不外出鍛煉。

運動鍛煉　到空氣新鮮場所散步、做操、打拳。經常訓練腹式呼吸以代替胸式呼吸，每次持續5～10分鐘，可以增強膈肌、腹肌和下胸肌活動，加深呼吸幅度，增大通氣量，減少殘氣量，從而改善肺的功能。

注意飲食宜忌　少吃辛辣厚味；飲食宜淡、少鹽，忌鹹；飲食切勿過寒過熱。

防寒保暖　適時增減衣服，汗出避風；室內溫、濕度適宜，通風良好；護胸暖背，保護肺氣。

加強耐寒鍛煉　如冷水浴面，空氣浴和健鼻等保健。

預防呼吸道疾患　大的節氣交接前，尤應做好預防保健和治療措施，以免誘發舊疾或加重病情；可用"冬病夏治"之法。

腎的保養

人的生、長、壯、老、已，很大程度上取決於腎的精氣是否旺盛。中醫養生尤其注重養腎，養腎的重點則主要在於保養腎的精氣。

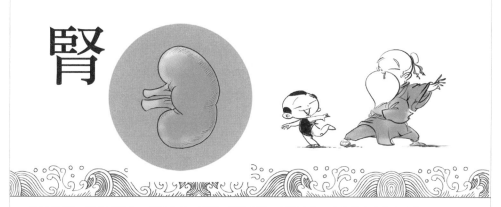

飲食健腎	選食高蛋白、高維生素、低脂、低膽固醇、低鹽食物；高鹽飲食影響水液代謝；可選用鹼性食物來緩和代謝酸性產物的刺激。
節慾保精	忌"手淫"，節制房事。
藥物固腎	腎陽虛者，可選用金匱腎氣丸、右歸丸等；單味藥如鹿茸、海馬、紫河車、巴戟天、冬蟲夏草、核桃肉、肉蓯蓉等。腎陰虛者可選用六味地黃丸、左歸丸等；單味藥如枸杞子、龜甲、鱉甲等。陰陽兩虛者可選用全鹿丸、二仙湯等；單味藥如制首烏、山藥、黑芝麻等。
通暢小便	慎服易結晶藥物，如磺胺類藥物；多飲水。
預防腎臟感染	防止逆行性尿路感染，講衛生，多飲水；防止血液循環和淋巴循環的途徑感染腎；防治上呼吸道感染、皮膚感染，以免引起腎臟感染。
慎用腎毒性藥物	慎用氯化汞、四氯化碳、巴比妥類、磺胺類藥物、多黏菌素、先鋒霉素、卡那霉素、新霉素、灰黃霉素、鏈霉素等。患過敏性紫瘢、系統性紅斑狼瘡等疾病時，應及時加強對腎的保護。
運動強腎	做護腎、養腎的按摩保健。如腰部熱敷、腹壓按摩腎部等。

我們的心願

掩卷遐思，感慨油然。

五千年的中醫精粹，僅一套書無法描摹它的深沉厚重；

五千年的智慧結晶，僅一套書無法盡現它的博大精深；

五千年的風雨滄桑，僅一套書無法力傳它的慷慨悲憫。

然而，我們相信，您讀完這套書，一定會為中醫國粹的精湛神奇而感慨，一定會為古人的聰慧睿智而動容，為燦爛的中華文明而心生一分自豪之情。

如果您會由此生發出對中醫的研究之心、探索之意；

如果您能由此積極宣傳推廣中醫，讓更多的人來了解它，學習它，發掘它，那麼，我們的心願也就滿足了。

編　者

責任編輯	許琼英
書籍設計	林　溪
排　　版	肖　霞
印　　務	馮政光

書　　名	圖解中醫（養生篇）
叢 書 名	生命·健康
編　　繪	羅大倫　寶金劍　于春華
出　　版	香港中和出版有限公司 Hong Kong Open Page Publishing Co., Ltd. 香港北角英皇道 499 號北角工業大廈 18 樓 http://www.hkopenpage.com http://www.facebook.com/hkopenpage http://weibo.com/hkopenpage
香港發行	香港聯合書刊物流有限公司 香港新界大埔汀麗路 36 號 3 字樓
印　　刷	中華商務彩色印刷有限公司 香港新界大埔汀麗路 36 號中華商務印刷大廈
版　　次	2018 年 4 月香港第一版第一次印刷
規　　格	特 16 開（170mm×230mm）268 面
國際書號	ISBN 978-988-8466-47-4
	© 2017 Hong Kong Open Page Publishing Co., Ltd. Published in Hong Kong

運之始如環無端其太過不及何如伯曰五氣更
有所勝盛虛之變此其常也言盛衰之變此
如故伯曰無過者也乃天之常道之
在經有也校正按王注言王機真藏論言脉之太
即不謂運氣之太過不及奧平氣當已其言脉也
交寡大論五常政大論當已其言也

帝曰所勝
長夏長夏勝冬冬勝夏夏勝秋秋勝春所謂得五
勝夏夏勝秋秋勝春春木勝土長夏土勝水冬水勝
勝冬冬火勝金秋金勝木春木生於

帝曰何以知其勝政伯曰

帝曰太過不及奈何此政
氣淫不分邪僻